Ein Leben mit Multiple Sklerose

Was ist Multiple Sklerose und was wird getan?

Heinz Duthel

Multiple Sklerose	6
Klinisch isoliertes Syndrom	57
Einfluss auf die Gesundheit	59
Chronische Cerebro-Spinale	72
Venöse Insuffizienz	78
Körperbehinderung	79
Blasendysfunktion	84
Fatigue-Syndrom	85
Depression	90
Kontraktur	152
Harnwegsinfekt	158
Referenz	172

Herstellung und Verlag:
BoD - Books on Demand, Norderstedt
ISBN 978-3-7357-8243-4
www.bod.de

Meinen Hochachtung an Dr. Dr. T und B ‚in Köln Rath Heumar sowie an die Fachärztin für Innere Medizin , Köln Mehrheim und and die Uniklinik Köln ohne welchen dieses Buch nicht möglich gewesen wäre. Einen besonderen Dank an Horst Bergster, Student der Medizin Köln für die Lektüre und Korrektur sowie an Dr S. Psychiater und Neurologe in Köln Müllheim für die Fachliche Überarbeitung. Meinen dank an die AOK Köln welche mir unbürokratisch mit Fachärzten geholfen hat, nachdem ich in Köln nach 13 Monaten als AOK Versicherter keinen Termin bei Fachärzten bekommen habe. Auch nochmals danke an die AOK Köln das man mir so schnell einen Rollstuhl genehmigt hat und nachdem ich meinen linken Arm und linken Fuß manchmal nicht hochbringe mich mit einen Elektrischen versorgte. Ein besonderer Vermerk geht hier an die Diagnosen der Ärzte in Köln: Nachdem man seit 2009 , vom Bundeswehrkrankenhaus in Kabul, vom Internationalen Krankenhaus Bumrungrad in Bangkok , Thailand, von der UNI Klinik Valencia , von der UNI Klinik Barcelona , von der Neurologischen Klinik in Vic, Uni bei mir den Verdacht auf Multiple Sklerose diagnostiziert hat, haben Ärzte in Deutschland, Köln nach 18 Monaten nur eine Diagnostik gefunden: Synkopen unbekannter Ursache. Aus welchen Grund auch immer. Was nun die letzte Amtsärztliche Untersuchung durch zwei Ärzte und einen

Psychiater ergeben hat, werde ich wohl nie erfahren da es im Auftrag des Jobcenter gestellt wurde. Auf der anderen Seite hier auch mein dank an die Schwerbehindertenabteilung der Stadt Köln und den Amtlichen Gutachtern welche mir wenigstens einen Schwerbehindertenausweis ausgestellt haben und der Antrag auf Gehbehindert läuft. (Stand September 2014)

Den 22.09.2014, NRW, Heinz Duthel

Mit jedem Tag stellte ich fest, dass mich schrittweise meine Kraft verließ. Eine Taubheit und Empfindungstörungen traten an Steißbein und Damm auf. Schließlich hatte mich die Kraft der Beine um den 4. Dezember herum fast ganz verlassen. Ich verblieb in diesem außergewöhnlichen Zustande der Schwäche für etwa 21 Tage ..."

Multiple Sklerose

Die multiple Sklerose (MS), auch als Encephalomyelitis disseminata (ED) bezeichnet, ist eine chronisch-entzündliche Erkrankung, bei der die Markscheiden (= Myelinscheiden = elektrisch isolierende äußere Schicht der Nervenfasern) im zentralen Nervensystems (ZNS) angegriffen sind. Die Ursache dieser sog. Entmarkungserkrankung ist trotz großer Forschungsanstrengungen noch nicht geklärt. Sie ist neben der Epilepsie eine der häufigsten neurologischen Krankheiten bei jungen Erwachsenen und von erheblicher sozialmedizinischer Bedeutung.

Bei der multiplen Sklerose entstehen in der weißen Substanz von Gehirn und Rückenmark verstreut vielfache (multiple) entzündliche Entmarkungsherde, die vermutlich durch den Angriff körpereigener Abwehrzellen auf die Myelinscheiden der Nervenzellfortsätze verursacht werden. Da die Entmarkungsherde im gesamten ZNS auftreten können, kann die multiple Sklerose fast jedes neurologische Symptom verursachen. Sehstörungen mit Minderung der Sehschärfe und Störungen der Augenbewegung (internukleäre Ophthalmoplegie) sind typisch, aber nicht spezifisch für die multiple Sklerose. Der Schweregrad der Behinderungen des Patienten wird häufig anhand einer Skala (EDSS) angegeben.

Die Krankheit ist nicht heilbar, jedoch kann der Verlauf durch verschiedene Maßnahmen oft günstig beeinflusst werden. Entgegen der landläufigen Meinung führt die multiple Sklerose nicht zwangsläufig zu schweren Behinderungen. Auch viele Jahre nach Beginn der Erkrankung bleibt die Mehrzahl der Patienten noch gehfähig.

Geschichte der multiplen Sklerose aus medizinischer Sicht

Es gibt Beschreibungen aus dem 13. und 14. Jahrhundert, die auf MS hinweisen. Eine erstmals genauere Darstellung der Krankheit steht im Tagebuch des Augustus Frederick d'Este (1794–1848) , eines Enkels von Georg III. Die Aufzeichnungen über seine Krankheit erstreckten sich von 1822 bis 1846.

D'Este beschreibt zunächst eine bei ihm im Alter von 28 Jahren erstmals vorübergehend geminderte Sehschärfe :

„Im Dezember des Jahres 1822 reiste ich von Ramsgate in die schottischen Highlands um einige Tage mit einem Verwandten zu verbringen, für den ich die Gefühle eines Sohnes hegte. Bei meiner Ankunft war er verstorben .... Kurz nach der

Beerdigung war ich gezwungen, mir die empfangenen Briefe vorlesen und meine Antwortbriefe schreiben zu lassen, da meine Augen so angegriffen waren, dass das Sehen undeutlich wurde, wenn ich kleine Dinge fixierte. Solange ich jedoch nicht versuchte zu lesen oder zu schreiben, war mir nicht im Geringsten gegenwärtig, dass meine Sehkraft eingeschränkt war. Kurz darauf reiste ich nach Irland und meine Augen erholten sich ohne jegliche Behandlung und gewannen ihre Stärke und klare Sicht zurück."

In der Folge traten schubförmig weitere typische Symptome der Krankheit wie Doppelbilder, eine Schwäche der Beine und Taubheitsgefühle auf:

„17. Oktober 1827. Zu meiner Überraschung bemerkte ich (in Venedig) eine Erstarrung oder Undeutlichkeit der Empfindung in der Gegend der Schläfe über meinem linken Auge. In Florenz begann ich an einer Störung des Sehvermögens zu leiden: Um den 6. November herum nahm das Übel so weit zu, dass ich alle Dinge doppelt sah. Jedes Auge hatte sein eigenes Bild. Dr. Kissock nahm an, dass ein Übermaß an Galle die Ursache sei: Zweimal wurden Blutegel im Bereich der Schläfe angesetzt, Einläufe wurden verabreicht, Erbrechen wurde ausgelöst und zweimal wurde ich zur Ader gelassen, was mit Schwierigkeiten verbunden war. Die Erkrankung meiner Augen

klang ab, ich sah alle Dinge wieder natürlich in ihrem einzelnen Zustand. Ich war in der Lage, auszugehen und zu spazieren. Nun begann sich eine neue Krankheit zu zeigen: Mit jedem Tag stellte ich fest, dass mich schrittweise meine Kraft verließ. Eine Taubheit und Empfindungstörungen traten an Steißbein und Damm auf. Schließlich hatte mich die Kraft der Beine um den 4. Dezember herum fast ganz verlassen. Ich verblieb in diesem außergewöhnlichen Zustande der Schwäche für etwa 21 Tage ..."

Eine der ersten medizinischen Beschreibungen der multiplen Sklerose wird William MacKenzie (1791–1886) zugeschrieben. Der schottische Augenarzt berichtete 1840 die Krankengeschichte eines 23-jährigen Mannes, der, nachdem zunächst Sehstörungen aufgetreten waren, wegen zunehmender Lähmungen in das Londoner St Bartholomew's Hospital aufgenommen worden war. Zusätzlich entwickelten sich eine Sprechstörung (Dysarthrie) und eine Harninkontinenz. Alle Symptome waren jedoch nach zwei Monaten wieder weitestgehend verschwunden.

Der deutsche Arzt Friedrich Theodor von Friedrichs diagnostizierte die Krankheit 1849 erstmals an einem lebenden Patienten.

Im Jahre 1868 beschrieb Jean-Martin Charcot die Krankheit nicht nur umfassend klinisch, sondern auch detailliert pathologisch: etwa das Verteilungsmuster multipler sklerosierender Herde in der Nachbarschaft der Hirnventrikel und im Hirnstamm sowie mikroskopisch den Verlust der Markscheiden im Bereich dieser Herde. Er bezeichnete die Krankheit als la sclerose en plaques.

Bereits 1877 schlug der Neurologe Julius Althaus (1833–1900) vor, die Krankheit nach Charcot zu benennen; das Deonym Morbus Charcot ist jedoch für die multiple Sklerose außerhalb Frankreichs ungebräuchlich geworden, es wird heute vor allem für die Amyotrophe Lateralsklerose verwandt.

Im Jahre 1960 begann man, mit Kortikoiden zu behandeln, 1961 mit ACTH, 1995 mit Beta-Interferon, 2001 mit Glatirameracetat.

Symptomatische Therapie

Im Verlauf der MS können viele Symptome zu einer Verminderung der Lebensqualität führen. Die jeweiligen Funktionsstörungen und ihr Ausmaß sind dabei bei jedem Patienten unterschiedlich ausgeprägt. Besonders häufig und einschränkend sind Gehbehinderung, Spastik, Schmerzen, Blasenfunktionsstörungen, Sprech- und Schluckstörungen, eine schnellere psychische und physische Ermüdbarkeit (Fatigue-Syndrom) sowie depressive Störungen. Zur Behandlung dieser Symptome eignen sich neben Änderungen der Lebensführung physiotherapeutische,[115] logopädische, ergotherapeutische, psychotherapeutische, medikamentöse und operative Maßnahmen.[116] Besonders wichtig ist die Prophylaxe schwerwiegender Komplikationen wie Aspirationspneumonien, Lungenembolien, Thrombosen, Osteoporose, Dekubitalgeschwüren, Gelenkkontrakturen, Harnwegsinfektionen und der Exsikkose (Austrocknung). Diese Komplikationen sind mit für die im Vergleich zur Gesamtbevölkerung verminderte Lebenserwartung bei MS-Patienten verantwortlich.

Behandlung der Gehbehinderung

Wenn eine MS weiter fortgeschritten ist, können die Betroffenen eine Gehbehinderung entwickeln, die durch Krankengymnastik und bestimmte, z.B. krampflösende Medikamente behandelt werden kann. Hat die Gehbehinderung einen bestimmten Schweregrad, kommt eine Behandlung mit Fampridin (Handelsname Fampyra®) infrage. Fampridin ist in Deutschland seit 2011 für Patientinnen und Patienten zugelassen, die als Folge einer multiplen Sklerose eine Gehbehinderung höheren Grades haben (Grad 4-7 auf der EDSS-Behinderungsskala). Fampridin ist ein Kaliumkanalblocker. Er wirkt auf geschädigte Nerven, wo er verhindert, dass geladene Kaliumteilchen aus den Nervenzellen entweichen. Es wird angenommen, dass dadurch die elektrischen Impulse weiter an den Nerven entlang wandern können, um die Muskeln zu stimulieren. Dadurch wird das Gehen erleichtert

Prognose

Bislang ist es zu Beginn der Erkrankung kaum möglich, eine Prognose über den weiteren Verlauf zu stellen, was die betroffenen Patienten belastet. In den letzten Jahren wurden einige epidemiologische Studien zur Prognose der multiplen Sklerose veröffentlicht. Die Ergebnisse waren überwiegend positiv und zeigten, dass die Erkrankung nicht selten weniger schwer als allgemein angenommen verläuft.[149] Basierend auf den Krankheitsverläufen von 1059 Patienten ist von einer Münchener Arbeitsgruppe ein Web-basiertes Computerprogramm zur Bestimmung des individuellen Risikoprofils anhand von Krankheitsverlauf, Expanded Disability Status Scale, Erkrankungsdauer, Schubfrequenz und Alter entwickelt worden.

Epidemiologie

Krankheitshäufigkeit

Die multiple Sklerose ist in Mitteleuropa die häufigste chronisch-entzündliche Erkrankung des Zentralnervensystems. Frauen sind ungefähr doppelt so häufig betroffen wie Männer (Gynäkotropie). Nach aktuellen Schätzungen liegt die Krankheitshäufigkeit (Prävalenz) in Deutschland bei 149 Erkrankten pro 100.000 Einwohnern, woraus sich eine Gesamtzahl von etwa 122.000 Erkrankten ergäbe. Andere Schätzungen gehen von 67.000 bis 138.000 erkrankten Patienten aus.

Für Österreich werden vergleichbare Zahlen angegeben, woraus eine Gesamtzahl von etwa 8150 Erkrankten resultiert. Für die Gesamtschweiz liegen keine epidemiologischen Untersuchungen vor, für den Kanton Bern wurde jedoch mit 110 Erkrankten pro 100.000 Einwohner eine vergleichbare Prävalenz ermittelt. Weltweit sind etwa 2,5 Millionen Menschen an der MS erkrankt.

Sterblichkeit

Insbesondere bei Patienten, die keine höhergradigen Behinderungen aufweisen, ist die Mortalität (Sterblichkeit) nicht wesentlich erhöht.

Die Lebenserwartung von MS-Patienten liegt in Gegenden, für die ein vollerhebendes MS-Register existiert (wie zum Beispiel Dänemark und Teile Kanadas), unter der von Nichterkrankten vergleichbaren Alters. In den letzten Jahrzehnten ist in Dänemark jedoch ein deutlicher Rückgang der Sterblichkeit zu verzeichnen.

Eine Ausnahme ist hier die maligne Form der MS, die sogenannte Marburg-Variante (nach Otto Marburg), von der vor allem junge Patienten betroffen sind: Diese akute schwere Verlaufsform der Erkrankung ist sehr selten. Schon zu Beginn treten bei diesem MS-Typ schwere Schübe auf. Der schnelle Verlauf führt innerhalb von Wochen oder wenigen Monaten zu einer hochgradigen Behinderung und häufig auch zum Tod des betroffenen Menschen, letzteres insbesondere in den Fällen, in denen Herde im Hirnstamm auftreten. Die Abgrenzung der malignen Sonderform der MS von der akuten disseminierten Enzephalomyelitis (ADEM) ist schwierig, jedoch fehlt im Gegensatz zur ADEM bei der Marburg-Variante oft eine vorausgegangene Virusinfektion.

Geografische Verteilung

In der äquatorialen Zone ist die Erkrankungshäufigkeit geringer als in den nördlichen oder südlichen Breiten. Menschen, die als Kinder und Jugendliche aus MS-reichen Zonen in MS-arme Zonen übersiedeln (zum Beispiel von Europa nach Südafrika oder von Amerika und Europa nach Israel), übernehmen das Erkrankungsrisiko des Ziellandes, während ältere Personen die Krankheitshäufigkeit ihres Herkunftslandes behalten. Dieser Befund stellt ein wichtiges Argument für die Beteiligung eines Umweltfaktors im Kinder- und Jugendlichenalter an der späteren Entstehung der Erkrankung dar (Infektionshypothese).

Neuropathologie

Neuropathologisch ist die MS durch herdförmige (fokale), entzündlich-entmarkende Läsionen im ZNS mit unterschiedlich ausgeprägtem Verlust an Axonen und reaktiver Gliose gekennzeichnet. Möglicherweise führen verschiedene immunologische Mechanismen zum Verlust der Markscheiden: Histologisch definierten Lassmann und Mitarbeiter vier verschiedene Subtypen, wobei Patienten mit einer primär immunologisch induzierten Entmarkung (Subtypen I und II) und solche mit einer primären Erkrankung der Oligodendrogliazellen (Subtyp III und IV) unterschieden werden. Ob sich im Laufe der Chronifizierung der Erkrankung die Ausprägung der Subtypen ändert, bleibt unklar.

Neue bildgebende Verfahren, wie etwa die Diffusions-Tensor-Bildgebung, aber auch neuropathologische Untersuchungen haben seit einigen Jahren die Schädigung von Axonen bei der MS wieder zunehmend in den Vordergrund gerückt. Die Mechanismen, die zu dieser Art von Schäden führen, sind noch nicht vollständig geklärt. Inzwischen ist man zu dem Ergebnis gelangt, dass es bereits bei noch intakter Myelinhülle zu Schädigungen der Axonen kommen kann. Diese Schäden sind in frühen Stadien noch reversibel.

Klinische Beobachtungen haben gezeigt, dass die individuellen, entzündlich-demyelinisierenden Läsionen, die die Schub-bezogenen neurologischen Störungen verursachen, nicht in unmittelbarem Zusammenhang mit der chronisch-progressiven Behinderung stehen. In weit höherem Maß führt offenbar die Atrophie der grauen Substanz zur zunehmenden Behinderung. Aus Obduktionen weiß man, dass die sogenannte normal erscheinende weiße oder graue Substanz diffuse pathologische Veränderungen aufweist. Bei Patienten mit ausgedehnter Demyelinisierung zeigt die graue Substanz eine im Vergleich zu gesundem Kortexgewebe um etwa 20 % verminderte neuronale Dichte. Der Volumenverlust im Nervengewebe kann noch vor anderen MS-Symptomen auftreten und auch dann fortschreiten, wenn sich die Krankheit klinisch bessert. Mit den neuen Kernspintechniken wie der Magnetisations-

Transfer-Bildgebung (MTR) wurden letzte Zweifel ausgeräumt, dass sich die neurale Zerstörung nicht auf einzelne Läsionen der weißen Substanz beschränkt, sondern diffus im ganzen ZNS vorkommt, auch in der grauen Substanz. Die Störungen, die bei der multiplen Sklerose die fortschreitende Behinderung verursachen, sind also nicht nur die Folge eines Oligodendrozyten-Mangels, sondern wesentlich komplexer.

Ätiologie und Pathogenese

Die Ätiologie (Ursache) der MS ist unbekannt. Hinsichtlich der Pathogenese (Entstehung) existieren zahlreiche Theorien. Die vorliegenden Befunde deuten auf eine multifaktorielle Krankheitsentstehung mit Beteiligung von genetischen Faktoren und Umwelteinflüssen als Auslöser einer immunvermittelten Schädigung hin.

Genetische Prädisposition

Die MS ist keine Erbkrankheit im klassischen Sinne. Es konnten jedoch eine Reihe von genetischen Variationen (Polymorphismen) identifiziert werden, die bei Erkrankten häufiger als in der Gesamtbevölkerung auftreten und möglicherweise zu einer Prädisposition für die multiple Sklerose beitragen. Unter anderem Polymorphismen von am Interleukin-Signalweg beteiligten Genen sind von wissenschaftlichem

Interesse. Viele der gefundenen Genvarianten stehen in direkter Verbindung zum Immunsystem, einige von ihnen konnten auch bei Autoimmunkrankheiten wie Diabetes Typ 1 oder Morbus Crohn als genetische Risikofaktoren identifiziert werden. Für den ATP-sensitiven Kaliumkanal KIR4.1 auf der Zellmembran von Gliazellen konnten bei einigen Patienten (46,9 %) auch IgG-Autoantikörper nachgewiesen werden.

Das Erkrankungsrisiko ist auch abhängig von der ethnischen Zugehörigkeit. Epidemiologische Studien aus den Vereinigten Staaten weisen darauf hin, dass dort die multiple Sklerose bei Hispanics und Afroamerikanern seltener auftritt.

Bei eineiigen Zwillingen von MS-Patienten beträgt das Erkrankungsrisiko etwa 35 %, während die Wahrscheinlichkeit, an einer multiplen Sklerose zu erkranken, bei Geschwistern (etwa 4 %) sowie Verwandten ersten Grades (etwa 3 %), zweiten Grades (etwa 1 %) oder dritten Grades (etwa 0,9 %) deutlich niedriger ist.

Eine Untersuchung dreier eineiiger Zwillingspaare, von denen jeweils nur ein Zwilling an multipler Sklerose erkrankt war, ergab keine Unterschiede auf genetischer oder epigenetischer Ebene; auch Unterschiede des Transkriptoms fanden sich nicht.

Infektionshypothese

Als auslösender Faktor wurde schon früh eine Infektion in der Kindheit mit einem Erreger, der Kreuzreaktivität mit Proteinbestandteilen des Myelins aufweist, vermutet. Der überzeugende Nachweis eines spezifischen Erregers konnte bisher jedoch nicht geführt werden. Gegen die Möglichkeit einer direkten Übertragung der MS sprechen Studien an Adoptiv- und Stiefkindern von MS-Patienten, bei denen keine erhöhte Erkrankungswahrscheinlichkeit nachgewiesen werden konnte.

Zahlreichen Viren (unter anderem Epstein-Barr-Virus und Humanes Herpesvirus 6) ist eine mögliche Bedeutung bei der Krankheitsentstehung zugeschrieben worden. Tatsächlich ist insbesondere bei Kindern mit multipler Sklerose eine Immunreaktion gegen das Epstein-Barr-Virus häufiger als bei nicht erkrankten Kindern nachweisbar. Auch bakterielle Erreger (unter anderem Chlamydien, Spirochaeten, Rickettsien und Streptococcus mutans) sind mit der Entstehung der multiplen Sklerose in Zusammenhang gebracht worden.

Die Zunahme der Erkrankungsfälle auf den Färöer-Inseln, die mit der Stationierung britischer Truppen im Jahre 1943 begann und in vier Wellen erfolgte, wird als Beleg für eine mögliche infektiöse Ursache angeführt.

Hygienehypothese

Vermutet wird ein Zusammenhang zwischen der Auseinandersetzung des Immunsystems mit Infektionskrankheiten und einer dadurch verminderten Anfälligkeit für die multiple Sklerose. So reduziert das Zusammenleben mit Geschwistern in den ersten sechs Lebensjahren das Risiko, an MS zu erkranken, signifikant, was durch eine vermehrte gegenseitige Ansteckung von Geschwisterkindern mit Infektionskrankheiten erklärt wird.

Vitamin-D-Stoffwechselhypothese

Die in der Äquatorialzone seltener auftretenden Krankheitsfälle werden auch mit dem Vitamin-D-Stoffwechsel zu erklären versucht: Vitamin D entsteht beim Menschen hauptsächlich durch Sonneneinstrahlung in der Haut. Im Kindesalter vermehrt der Sonne ausgesetzt zu sein sowie erhöhte Vitamin-D-Spiegel im Blut senken das Risiko, später eine MS zu bekommen. Die niedrige Inzidenz der MS bei traditionell lebenden grönländischen Inuit wurde mit deren Vitamin-D-reicher Ernährung erklärt. Zwei der bekannten Gen-Varianten, die bei Multiple-Sklerose-Patienten gehäuft auftreten, sind außerdem direkt in den Vitamin-D-Stoffwechsel involviert. Weitere große Studien lassen zumindest die Vermutung zu, dass eine konsequente Supplementation von Vitamin D viele Fälle von multipler Sklerose verhindern könnte.

Umweltgifte

Für den häufig behaupteten kausalen Zusammenhang der Krankheit mit Umweltgiften gibt es wenig Nachweise. So ergab beispielsweise eine Meta-Analyse keinen deutlichen Zusammenhang zwischen Amalgamfüllungen und der Wahrscheinlichkeit zu erkranken.

Rauchen

Ob Zigarettenrauchen das Risiko erhöht, MS zu bekommen, wird seit Jahren erforscht. Mittlerweile zeichnet sich klar ab, dass Rauchen vor Erkrankungsbeginn das Risiko steigert. Eine Meta-Analyse ergab eine 1,2- bis 1,5-fache Erhöhung des Erkrankungsrisikos. In einer norwegischen Studie ergab sich eine Steigerung des Risikos um den Faktor 1,81.

Auch auf die Entwicklung eines klinisch isolierten Syndroms (CIS) zur sicheren MS scheint sich Rauchen negativ auszuwirken. So ergab sich bei 129 CIS-Patienten, die über 36 Monate beobachtet wurden, bei 75 % der Raucher, aber nur bei 51 %

der Nichtraucher im weiteren Verlauf die Diagnose einer MS. Weiter wurde untersucht, wie sich der Konsum von Zigaretten mittelfristig auf das Voranschreiten der Behinderung auswirkt und ob es mit den Verlaufsformen zusammenhängen könnte. Dabei zeigten sich die größten Unterschiede zwischen Patienten, die nie geraucht haben und denen, die schon sehr früh damit begonnen haben. Frühe Raucher tendieren häufiger und nach kürzerer Erkrankungsdauer zu chronischen Verlaufsformen, und das Risiko eines Voranschreitens der Behinderung ist deutlich erhöht.

Welche durch das Rauchen ausgelösten pathologischen Veränderungen die Entwicklung und das Voranschreiten der MS beeinflussen können, ist bisher nicht bekannt.

Übergewicht

Vor allem Übergewicht in der Kindheit scheint einen weiteren Faktor bei der Entstehung von multipler Sklerose im Erwachsenenalter darzustellen.

Impfungen

Ein ursächlicher Zusammenhang von Impfungen – und hier insbesondere der Hepatitis-B-Impfung – und dem Auftreten einer MS ist nicht nachweisbar.

Zahlreiche Studien mit großen Patientenkollektiven konnten einen aufgrund von Einzelfallberichten und Studien mit kleinen Patientenkollektiven vermuteten Zusammenhang nicht bestätigen.

Chronische cerebrospinale venöse Insuffizienz

In den 1930er Jahren kam erstmals eine Hypothese auf, derer zufolge MS durch eine chronische Blutabflußstörung im Bereich der Hals- und Brustvenen verursacht würde. Diese Hypothese einer chronischen cerebrospinalen venösen Insuffizienz (CCSVI) als Ursache der MS konnte nicht bestätigt werden. In den 1980er Jahren wurde darüber kurze Zeit erneut diskutiert; wiederum ohne zu eindeutigen Ergebnissen zu gelangen. Seit 2008 wird der Hypothese wieder viel Beachtung zuteil anlässlich neuer Studien, die von einem Zusammenhang zwischen MS und dem Auftreten einer dopplersonographisch nachgewiesenen venösen Insuffizienz berichten, welche über einen nachfolgend erhöhten Hirndruck die typischen Entzündungsherde entstehen ließe. Die Reaktionen aus Fachkreisen darauf blieb zunächst verhalten , zumal die Ergebnisse von anderen Forschungsgruppen nicht reproduziert werden konnten und weitere Studien erneut erhebliche Zweifel an der Qualität der dieser Theorie zugrunde liegenden Studien aufkommen ließen. Die Deutsche Gesellschaft für Neurologie

(DGN) warnte darum bereits 2010 „... vor sinnlosen und gefährlichen Gefäßeingriffen bei Multiple-Sklerose-Patienten [...]"

Diese Einschätzungen wurden 2013 von einer in der Lancet veröffentlichen Studie untermauert, die zusätzlich zu den bisher verwendeten Ultraschalluntersuchungen der Venen die als Goldstandard der bildgebenden Diagnostik venöser Stenosen angesehene Katheter-Venographie einsetzte. Eine CCSVI wurde in dieser Studie durchgehend bei zwei bis drei Prozent der untersuchten Probanden gefunden – ohne Unterschiede zwischen MS-Patienten, deren Geschwistern und einer gesunden Kontrollgruppe. Auch die in Deutschland durchgeführten Studien ergaben laut einer 2013 veröffentlichten Übersichtsarbeit keine Hinweise auf eine venöse Ursache für MS, weshalb weiterhin davon abgeraten wird, außerhalb von kontrollierten klinischen Studien Venenerweiterungen als Therapieversuch von MS einzusetzen.

Experimentelle Tiermodelle der MS

Experimentelle Tiermodelle werden in der MS-Forschung eingesetzt, um Mechanismen der Krankheitsentstehung zu untersuchen. Durch gezielte Variation der Experimente kann der Einfluss einzelner Faktoren (beispielsweise Gene und Proteine, die im Immunsystem eine wichtige

Rolle spielen) auf die Krankheitsentstehung studiert werden. Auch neue Wirkstoffe mit therapeutischem Ansatz werden zunächst im Tiermodell getestet. Das wichtigste Tiermodell zur MS ist die experimentelle autoimmune Enzephalomyelitis (EAE). Die Krankheit wird vor allem bei spezifischen Stämmen von Mäusen und Ratten untersucht. Die EAE weist neben vielen pathologischen und immunpathogenetischen Ähnlichkeiten auch wichtige Unterschiede zur MS auf, so dass sie mit dieser nicht gleichgesetzt werden darf. So wurde festgestellt, dass die EAE nicht die komplexe Pathologie der MS abbildet. Jedoch spiegeln unterschiedliche Varianten der EAE einzelne immunpathogenetische Aspekte der MS wider und können gezielt zur Untersuchung spezifischer Fragen eingesetzt werden.

Verlaufsformen

Die multiple Sklerose hat unterschiedliche Verlaufsformen. Wichtig für das Verständnis der Erkrankung und der Verlaufsformen ist der Begriff des Schubes. Ein Schub ist definiert als das Auftreten neuer oder das Wiederaufflammen bereits bekannter klinischer Symptome, die länger als 24 Stunden anhalten und denen eine entzündlich-entmarkende Schädigung des ZNS zugrunde liegt. Typischerweise treten neue Symptome bei der MS subakut, also innerhalb von

Stunden bis Tagen, auf. Um einen neuen Schub von einem vorangegangenen abgrenzen zu können, müssen definitionsgemäß mindestens 30 Tage zwischen beiden klinischen Ereignissen liegen. Die Dauer eines Schubes beträgt meist einige Tage bis wenige Wochen. Je nachdem, ob sich die aufgetretenen Symptome vollständig oder nur unvollständig zurückbilden, spricht man von einer kompletten oder inkompletten Remission. Von echten Schüben sind sogenannte Pseudoschübe abzugrenzen, die im Rahmen einer Temperaturerhöhung (Uhthoff-Phänomen) oder infektassoziiert auftreten und zu einer vorübergehenden Verschlechterung klinischer Symptome führen können.

Unterschieden werden folgende Verlaufsformen :

Schubförmig remittierende MS (RR-MS) und sekundär progrediente MS (SP-MS)

Bei der schubförmig remittierenden MS (englisch relapsing remitting, kurz RR-MS) lassen sich einzelne Schübe abgrenzen, die sich vollständig oder unvollständig zurückbilden. Die sekundär progrediente MS (englisch secondary progressive, kurz SP-MS) ist durch eine langsame Zunahme neurologischer Dysfunktionen gekennzeichnet. Zusätzlich können sich aber hier noch Schübe auf den fortschreitenden Verlauf aufpfropfen. Nach etwa 10 bis 15 Jahren geht die RR-MS in etwa der

Hälfte der Fälle in die sekundär progrediente Verlaufsform über.

Für einige Faktoren konnte nachgewiesen werden, dass sie die Wahrscheinlichkeit einzelner Schübe erhöhen – diese werden als Triggerfaktoren bezeichnet. Als gesichert gilt, dass im unmittelbaren Zeitraum nach einer Infektion (wie der Grippe oder der durch Viren verursachten Infektionen des Magen-Darm-Traktes) die Schubwahrscheinlichkeit erhöht ist.

Während der Schwangerschaft ist das Schubrisiko (insbesondere im dritten Trimenon) im Vergleich zur Krankheitsaktivität des vorausgegangenen Jahres deutlich reduziert. In den drei auf die Entbindung folgenden Monaten ist es hingegen erhöht. Im Verlauf der folgenden 21 Monate unterscheidet sich die Krankheitsaktivität nicht von der Situation vor der Schwangerschaft.

Kontrovers diskutiert wird der Einfluss psychischen Stresses (wie Beziehungs- und Eheprobleme, Stress am Arbeitsplatz, Verlust eines nahen Angehörigen) auf das Schubrisiko. Vielen früher durchgeführten Studien zu diesem Thema werden methodische Mängel vorgeworfen. Neuere Studien deuten auf einen geringen bis moderaten Einfluss psychischen Stresses auf die Schubwahrscheinlichkeit hin.

Primär progrediente MS (PP-MS)

Im Gegensatz zu den anderen Formen der MS beginnt die primär progrediente MS (englisch primary progressive, PP-MS) nicht mit Schüben, sondern mit einer schleichenden Progression der neurologischen Defizite ohne Rückbildung. Selten können im weiteren Verlauf jedoch überlagerte Schübe auftreten.

Zu Beginn ist die RR-MS die häufigste Form mit etwa 85 %, nur bei 15 % der Patienten wird die PP-MS diagnostiziert. Die PP-MS kommt bei älteren Patienten häufiger vor als bei jüngeren.

Symptome

Die ersten Symptome treten meist zwischen dem 15. und 40. Lebensjahr im Rahmen eines Schubes auf. Während sich die Schübe bei Erkrankungsbeginn meist völlig zurückbilden, bleiben im späteren Krankheitsverlauf nach Schüben vermehrt neurologische Defizite zurück. Zu Beginn der Erkrankung werden Seh- und Sensibilitätsstörungen häufig beobachtet. Nicht selten beginnt die Erkrankung zunächst mit einem isolierten Symptom, wofür sich der englische Begriff des klinisch isolierten Syndroms (CIS) eingebürgert hat.

Welches Symptom in einem Schub entsteht, ist abhängig von der jeweiligen Lokalisation des aktiven Entmarkungsherdes im zentralen Nervensystem: So bewirken Entzündungen im Bereich des Sehnervs (Retrobulbärneuritis) Sehstörungen, die sich als Sehunschärfe oder milchiger Schleier bemerkbar machen und auch mit Augenschmerzen (typisches Erstsymptom) einhergehen können. Durch Entzündungsherde im Bereich sensibler Bahnsysteme können Sensibilitätsstörungen wie Missempfindungen (Parästhesien), Taubheitsgefühle und Schmerzen auftreten. Häufig sind hierbei die Hände und Beine (Füße und Unterschenkel) betroffen. Schmerzen können auch durch eine Trigeminusneuralgie, Krämpfe der Muskulatur sowie durch das Lhermitte-Symptom verursacht sein. Das Lhermitte-Zeichen gilt als typisch für die MS und kann ein Hinweis auf Herde im Bereich des Halsteils des Rückenmarks sein. Ist das motorische System betroffen, treten Lähmungserscheinungen (Paresen) der Extremitäten auf, wobei durch eine abnorme unwillkürliche Erhöhung des Muskeltonus (spastische Tonuserhöhung) die Bewegungsfähigkeit des Patienten zusätzlich eingeschränkt sein kann. Herde in Hirnstamm und Kleinhirn können zu Störungen der Augenbewegungen (Doppeltsehen und Nystagmen), Schluckstörungen (Dysphagie),

Schwindel sowie Störungen der Bewegungskoordination (Ataxie) und Sprechstörungen (Dysarthrie) führen. Als Charcot-Trias wird der bei Entmarkungsherden im Bereich des oberen Kleinhirnstiels auftretende Symptomenkomplex von Intentionstremor, Nystagmus und skandierender (abgehackter) Sprache bezeichnet. Eine temporale Abblassung der Sehnervenpapillen, das Vorliegen einer Paraspastik und das Fehlen der Bauchhautreflexe wird als Marburg-Trias bezeichnet. Sind vegetative Zentren und Bahnen betroffen, kann es zu Störungen der Kontrolle der Blasen- und Darmfunktion und zu sexuellen Funktionsstörungen kommen. Bei sehr vielen Patienten tritt im Verlauf eine gesteigerte körperliche und psychische Ermüdbarkeit (Fatigue) auf. Diese Ermüdbarkeit tritt unabhängig von körperlicher und psychischer Belastung auf und nimmt im Laufe des Tages zu. Wie auch die anderen Symptome kann sich die Fatigue im Rahmen des Uhthoff-Phänomens (deutlicheres Hervortreten der Symptome durch Temperaturerhöhung) verstärken. Nicht zu vernachlässigen sind kognitive und psychische Störungen. Insbesondere Störungen des Affekts treten häufig auf. Im späten Stadium kann auch eine subkortikale Demenz auftreten.

Ein Mittel zur Quantifizierung der Beeinträchtigungen des Patienten ist die Verwendung der Expanded Disability Status Scale (EDSS). Anhand dieser Skala wird der aktuelle Schweregrad der Behinderungen des Betroffenen eingestuft, wobei zuvor die Beeinträchtigungen in sieben neurologischen Systemen bestimmt werden. Betrachtet man den gesamten Krankheitsverlauf, sind es die Fatigue, Störungen der Blasenfunktion sowie Störungen des motorischen Systems wie Lähmungen und spastische Tonuserhöhungen, die das Leben der Betroffenen häufig am meisten beeinträchtigen.

Diagnose

Vor der Ära der bildgebenden Verfahren war die Diagnose der multiplen Sklerose vor allem auf die klinische Einschätzung von Symptomen und Anamnese gestützt. Heute wird die Diagnose nach einheitlichen Diagnosekriterien der multiplen Sklerose gestellt. Als Grundlage für die Diagnosestellung dient die zuletzt 2010 überarbeitete Fassung der McDonald-Kriterien.

Klinische Diagnosekriterien

Klinisches Hauptkriterium der MS-Diagnose bleibt der Nachweis einer räumlichen und zeitlichen Streuung (Dissemination) von Entzündungsherden. Mit räumlicher Dissemination ist das Vorliegen von Entzündungsherden an mehr als einem Ort im zentralen Nervensystem gemeint. Zeitliche Dissemination bedeutet, dass im Verlauf der Erkrankung neue Herde hinzukommen, die zu klinischen Symptomen führen können. Sind weder in der Anamnese noch in der neurologischen Untersuchung Symptome für in der Bildgebung nachweisbare Herde vorhanden, wird von klinisch stummen Läsionen gesprochen. Eine räumliche und zeitliche Dissemination von Krankheitsherden ist zwar typisch für die MS, sie kann jedoch auch durch andere Erkrankungen verursacht werden. Daher wird in den Diagnosekriterien ausdrücklich betont, dass die Diagnose einer MS nicht gestellt werden darf, wenn die Symptome und pathologischen Befunde von einer anderen Erkrankung besser erklärt werden können. Neben Anamnese und klinisch-neurologischer Untersuchung werden eine Reihe von Zusatzuntersuchungen zur Diagnose einer MS durchgeführt:

Bildgebende Untersuchungen

In den mittels Magnetresonanztomografie (MRT) gewonnenen Schichtbildern des Gehirns und des Rückenmarks können entzündete und vernarbte Gewebebereiche dargestellt werden. Mithilfe eines gadoliniumhaltigen Kontrastmittels, wie beispielsweise Gadopentetat-Dimeglumin oder

Gadotersäure, können akute Krankheitsherde nachgewiesen werden, da in ihrem Bereich im Unterschied zu intaktem Gewebe die Blut-Hirn-Schranke durchlässig für Kontrastmittel ist. Typisch für die MS sind periventrikulär (um die Seitenventrikel) gelegene Entzündungsherde im Marklager des Gehirns und sogenannte Balkenherde.

Die MRT-Untersuchung kann wesentlich zur Diagnose beitragen. Zwar ist nach den McDonald-Kriterien eine Diagnosestellung auch ohne MRT-Bildgebung möglich (bei zwei Schüben und objektivierbaren Funktionsausfällen in mindestens zwei neurologischen Systemen), bei vielen Patienten mit klinischem Ersteignis ist jedoch zur frühen Diagnosestellung ein MRT notwendig. Mit der MRT-Untersuchung können sowohl die räumliche als auch die zeitliche Dissemination der Entzündungsherde in Gehirn und Rückenmark nachgewiesen werden. Die McDonald-Kriterien geben genau an, wie viele Entzündungsherde in welcher Region des ZNS nachweisbar sein müssen, um hinsichtlich der räumlichen Streuung von einem positiven MRT-Befund sprechen zu können. Der Nachweis einer zeitlichen Dissemination mittels MRT gelingt nach der letzten Revision der McDonald-Kriterien jetzt auch bereits mit einem einmaligen MRT, sofern gleichzeitig frische und alte Läsionen zu erkennen sind, die bestimmte zusätzliche Kriterien erfüllen. Die Diagnose einer MS erfolgt üblicherweise nicht allein aufgrund bildgebender Befunde.

Laborchemische Untersuchungen

Blutuntersuchungen

Ein für die multiple Sklerose spezifischer Biomarker im Blut ist nicht bekannt. Gängige Entzündungsparameter wie die Anzahl der weißen Blutkörperchen, die Blutsenkungsgeschwindigkeit oder das C-reaktive Protein sind bei der MS auch während eines Schubereignisses nicht zwangsläufig erhöht. Ob die Serumbestimmung von Antikörpern, die gegen das basische Myelinprotein (MBP) oder das Myelin-Oligodendrozyten-Glykoprotein (MOG) gerichtet sind, zur Diagnosestellung beitragen kann, bleibt umstritten.

Liquordiagnostik

Im Liquor cerebrospinalis hingegen ergibt sich bei über 95 % der Patienten ein pathologischer Befund. Daher ist bei Krankheitsverdacht eine Lumbalpunktion empfehlenswert. Bei 50 % der Patienten findet sich eine leichte Vermehrung lymphozytärer Zellen im Liquor (lymphozytäre Pleozytose). Eine intrathekale Antikörpersynthese mit Nachweis oligoklonaler Banden in der isoelektrischen Fokussierung als Hinweis auf einen chronisch-entzündlichen Prozess im zentralen Nervensystem ist bei über 95 % der Patienten nachweisbar. Die genaue Sensitivität des Tests ist allerdings abhängig vom untersuchenden Labor. Eine intrathekale Synthese von Antikörpern gegen Masern, Röteln und Varizella-Zoster-Viren (MRZ-Reaktion) findet sich bei 89 % der Patienten. Diese Befunde sind typisch, aber nicht beweisend für die multiple Sklerose.

Neurophysiologische Untersuchungen

Eine Verlängerung der Latenzzeiten bei der Untersuchung der evozierten Potentiale (insbesondere der visuell und somatosensorisch evozierten Potentiale) kann auf die durch die Demyelinisierung gestörte Erregungsleitung hinweisen. Bei fortgeschrittener Erkrankung kann, bedingt durch die axonale Schädigung, auch eine Reduktion der Amplitude auftreten.

Differenzialdiagnose

Die Differenzialdiagnose, also die Abgrenzung der MS gegenüber anderen Krankheitsbildern, umfasst eine Vielzahl von Erkrankungen. Neben Infektionskrankheiten (insbesondere die Neurosyphilis, die Neuroborreliose oder die HIV-Infektion) müssen auch andere chronisch-entzündliche Krankheiten (wie Kollagenosen,

Vaskulitiden) ausgeschlossen werden. Auch andere entzündlich-demyelinisierende Erkrankungen (zum Beispiel die Neuromyelitis optica, die Tropische Spastische Paraparese oder die Akute disseminierte Enzephalomyelitis (ADEM)) sind zu bedenken. Krankheiten des Stoffwechsels (wie Leukodystrophien) können ebenso zu ähnlichen Symptomen und insbesondere bildgebenden Befunden wie bei einer MS führen. Ein Mangel an Vitamin B12 kann im Rahmen einer Funikulären Myelose Symptome einer MS imitieren. Auch die Möglichkeit, dass den Beschwerden psychiatrische Erkrankungen zugrunde liegen, muss bedacht werden.

Die Diagnose „unklarer Schlaganfall" bei jungen Patienten kann eine Verlegenheitsdiagnose sein, hier muss man differentialdiagnostisch auch an MS denken.

Obligate Laboruntersuchungen in der diagnostischen Phase umfassen C-reaktives Protein (CRP), großes Blutbild, Serumchemie, Blutzucker, Vitamin-B12, Rheumafaktor, Antinukleärer Antikörper (ANA), Anti-Phospholipid-Antikörper, Lupus-Antikoagulans, Angiotensin-konvertierendes Enzym (ACE), Borrelienserologie und Urinstatus. Fakultativ werden bei klinisch möglicher Differenzialdiagnose durchgeführt: Anti-Neutrophile cytoplasmatische Antikörper (ANCA),

Extractable Nuclear Antigens (ENA), HIV-Serologie, Humanes T-lymphotropes Virus 1-(HTLV-1)-Serologie, Treponema-Pallidum-Hämagglutinations-Assay (TPHA), langkettige Fettsäuren, Mykoplasmen-Serologie.

Therapie

Multiple Sklerose ist bislang nicht heilbar. Ziel aller therapeutischen Maßnahmen ist es, die Unabhängigkeit des Patienten im Alltag zu erhalten und die beste erreichbare Lebensqualität zu gewährleisten. Die bestehenden therapeutischen Möglichkeiten lassen sich in die Schubtherapie, die immunmodulierende Langzeittherapie und die Behandlung symptomatischer Beschwerden unterteilen. Ein Schwerpunkt liegt auch auf der Verhinderung von Komplikationen der MS, die beispielsweise infolge der Immobilität des Patienten auftreten können. Das Erreichen dieser Therapieziele setzt eine gute Zusammenarbeit von Patient, Pflegenden, Umfeld des Patienten, Neurologen, Hausarzt, Physiotherapeuten, Ergotherapeuten und Vertretern weiterer Disziplinen voraus. Die Auswahl der therapeutischen Maßnahmen berücksichtigt immer den individuellen Fall des Patienten.

Schubtherapie

Eine Schubtherapie ist bei funktioneller Beeinträchtigung des Patienten angezeigt. Bei rein sensiblen Schüben ist eine Schubtherapie meist nicht notwendig. Die Gabe von hochdosierten therapeutischen Glucocorticoiden kann während eines Schubes die Rückbildung von Symptomen initiieren und beschleunigen. Glucocorticoide wirken entzündungshemmend. Unter anderem vermindern sie die Durchlässigkeit der Blut-Hirn-Schranke, so dass weniger weiße Blutkörperchen in die Entzündungsherde im ZNS einwandern können. Es gibt bis heute keine studiengestützten Hinweise, dass therapeutische Glucocorticoide den Langzeitverlauf der Krankheit positiv beeinflussen.

Üblich ist die intravenöse Therapie mit 1000 mg Methylprednisolon über drei (bis fünf) Tage. Sind nach der ersten Pulstherapie die Auswirkungen eines Schubes nach mindestens zwei Wochen noch immer relevant, soll nach Empfehlung der Deutschen Multiple Sklerose Gesellschaft eine zweite Pulstherapie mit erhöhter Dosierung bis zu fünf Tage je 2000 mg stattfinden. Häufige Nebenwirkungen der Glucocorticoidtherapie sind Schlafstörungen und Stimmungsschwankungen.

Da die Glucocorticoidgabe nur über eine kurze Zeit erfolgt, treten keine Nebenwirkungen auf, die für eine Langzeittherapie mit Glucocorticoiden typisch sind (beispielsweise Cushing-Syndrom).

Sollte auch die zweite Pulstherapie nicht befriedigend wirken, kann zur Beendigung eines akuten Schubes eine Plasmapherese erwogen werden. Die Anwendung der Plasmapherese wird hauptsächlich bei Schüben erwogen, die den Patienten funktionell stark beeinträchtigen (beispielsweise bei Lähmungen). Bei etwa 40 % der Patienten kann durch die Plasmapherese eine Besserung der Beschwerden erreicht werden. Ihre Durchführung bleibt spezialisierten Zentren vorbehalten, da als mögliche Komplikationen Störungen des Herz-Kreislauf-Systems und Infektionen auftreten, die in seltenen Fällen einen schwerwiegenden Verlauf nehmen können.

Immunmodulation und Immunsuppression

Die Begriffe Immunmodulation und Immunsuppression werden in der Literatur nicht immer klar abgegrenzt. Als immunmodulierende Therapie wird die Therapie mit Fumarsäuredimethylester, Glatirameracetat, Beta-Interferonen, intravenösen Immunglobulinen (IVIG), Natalizumab und/oder Teriflunomid (s.a. Leflunomid) bezeichnet. Immunsuppressiva sind Azathioprin, Cyclophosphamid, Fingolimod und

Mitoxantron. Ziel der Langzeittherapie mit diesen Substanzen ist es, neue neurologische Defizite zu verhindern und die Verschlechterung bestehender Defizite zu verzögern. Auf pathophysiologischer Ebene sollen die eingesetzten Wirkstoffe axonale Schäden verhindern, indem sie die Entzündungsreaktion im ZNS dämpfen. Die Immunsuppressiva erreichen dies, indem sie die Vermehrung von weißen Blutkörperchen hemmen. Die Wirkprinzipien der immunmodulierenden Substanzen sind vielfältig und nicht vollständig verstanden. Natalizumab wurde gezielt als ein Wirkstoff entwickelt, der das Einwandern von weißen Blutkörperchen in das ZNS verhindern soll. Der monoklonale Antikörper Alemtuzumab hat nur minimale vorübergehende Auswirkungen auf das angeborene Immunsystem.

Grundlage der Behandlung im deutschsprachigen Raum ist die Therapieempfehlung der „Multiple Sklerose Therapie Konsensus Gruppe" (MSTKG), der führende Forscher und spezialisierte Ärzte aus Deutschland, Österreich und der Schweiz angehören. Die Wahl der Therapie richtet sich zunächst danach, ob es sich um eine schubförmig verlaufende oder primär progrediente Form der Erkrankung handelt.

Schubförmiger Verlauf
Medikamente zur Behandlung der RR-MS
Wirkstoff   Markenname   Publikationen

Basistherapie (nach den Leitlinien der MSTKG)
Beta-Interferone
Avonex®, Betaferon®, Extavia®, Rebif®,
Fumarsäuredimethylester
Tecfidera®
Glatirameracetat
Copaxone®
Alternativtherapie (bei Kontraindikationen zur Basistherapie)
Azathioprin
Imurek®
Immunglobuline
Gamunex® 10 %, Octagam®
Eskalationstherapie
Natalizumab
Tysabri®
Fingolimod
Gilenya®
Mitoxantron
Ralenova®
Cyclophosphamid
Endoxan®

Grundsätzlich wird bei der RR-MS eine frühestmögliche immunmodulatorische Therapie empfohlen, um bereits im Frühstadium der Erkrankung axonale Schäden zu begrenzen. Für diesen Ansatz spricht auch, dass die frühe Phase der MS meist durch eine besonders hohe entzündliche Aktivität im ZNS gekennzeichnet ist. Gleichberechtigte Therapeutika der ersten Wahl sind das Glatirameracetat und Beta-Interferon-

Präparate. Wenn Kontraindikationen gegen diese Mittel bestehen, gelten Azathioprin und intravenöse Immunglobuline als Mittel der zweiten Wahl. Diese Therapie wird als Basistherapie bezeichnet. Kommt es unter dieser Therapie zu einem raschen Fortschreiten der neurologischen Defizite, wird statt der Basistherapie die Eskalationstherapie empfohlen. Wirkstoffe, die in der Eskalationstherapie eingesetzt werden, sind Mitoxantron, Natalizumab, Fingolimod und in seltenen Fällen Cyclophosphamid. Nicht für alle Präparate konnte in Meta-Analysen ein überzeugender Wirksamkeitsnachweis geführt werden.

Die Therapie wird im Allgemeinen fortgeführt, solange ein positiver Effekt auf die Entwicklung der MS festzustellen ist und keine schwerwiegenden Nebenwirkungen auftreten. Für Mitoxantron gibt es aufgrund schwerer dosisabhängiger Nebenwirkungen (Mitoxantron ist kardiotoxisch) eine begrenzte Lebensdosis, die etwa nach zwei bis fünf Jahren erreicht wird. Bei der Behandlung mit Beta-Interferonen und Natalizumab kann es zur Entstehung von neutralisierenden Antikörpern (nAb) kommen. Während ein möglicher Wirkverlust durch nAbs für die Beta-Interferone umstritten ist, scheinen nAbs die Wirksamkeit von Natalizumab tatsächlich zu verringern.

Wird während der Basistherapie der Wechsel auf ein anderes Medikament erwogen, kann dazu je nach Beurteilung des behandelnden Arztes in Rücksprache mit dem Patienten entweder ein anderes Basistherapeutikum oder ein Arzneistoff aus der Gruppe der Eskalationstherapie gewählt werden.

Die Beta-Interferon-Präparate sind unter bestimmten Voraussetzungen auch zur Behandlung des Klinisch isolierten Syndroms zugelassen.

Chronisch progrediente Verlaufsformen

Für die Behandlung der sekundär progredienten MS wird in erster Linie der für diese Indikation seit 2002 zugelassene Arzneistoff Mitoxantron eingesetzt. Nach Erreichen der Höchstdosis von Mitoxantron und fortbestehender Krankheitsaktivität können Therapieversuche mit vierteljährlichen hochdosierten intravenösen Glucocorticoidstößen (üblicherweise Methylprednisolon) oder Cyclophosphamid versucht werden. Die primär progrediente Verlaufsform ist einer Behandlung nur wenig zugänglich. Nach Abwägen des Risiko-Nutzen-Verhältnisses und Abschätzung der Krankheitsaktivität können in einigen Fällen Therapieversuche ebenfalls mit

Glucocorticoidstößen, Mitoxantron oder Cyclophosphamid unternommen werden.

Symptomatische Therapie

Im Verlauf der MS können viele Symptome zu einer Verminderung der Lebensqualität führen. Die jeweiligen Funktionsstörungen und ihr Ausmaß sind dabei bei jedem Patienten unterschiedlich ausgeprägt. Besonders häufig und einschränkend sind Gehbehinderung, Spastik, Schmerzen, Blasenfunktionsstörungen, Sprech- und Schluckstörungen, eine schnellere psychische und physische Ermüdbarkeit (Fatigue-Syndrom) sowie depressive Störungen. Zur Behandlung dieser Symptome eignen sich neben Änderungen der Lebensführung physiotherapeutische, logopädische, ergotherapeutische, psychotherapeutische, medikamentöse und operative Maßnahmen. Besonders wichtig ist die Prophylaxe schwerwiegender Komplikationen wie Aspirationspneumonien, Lungenembolien, Thrombosen, Osteoporose, Dekubitalgeschwüren, Gelenkkontrakturen, Harnwegsinfektionen und der Exsikkose (Austrocknung). Diese Komplikationen sind mit für die im Vergleich zur Gesamtbevölkerung verminderte Lebenserwartung bei MS-Patienten verantwortlich.

Behandlung der Gehbehinderung

Wenn eine MS weiter fortgeschritten ist, können die Betroffenen eine Gehbehinderung entwickeln, die durch Krankengymnastik und bestimmte, z.B. krampflösende Medikamente behandelt werden kann. Hat die Gehbehinderung einen bestimmten Schweregrad, kommt eine Behandlung mit Fampridin (Handelsname Fampyra®) infrage. Fampridin ist in Deutschland seit 2011 für Patientinnen und Patienten zugelassen, die als Folge einer multiplen Sklerose eine Gehbehinderung höheren Grades haben (Grad 4-7 auf der EDSS-Behinderungsskala). Fampridin ist ein Kaliumkanalblocker. Er wirkt auf geschädigte Nerven, wo er verhindert, dass geladene Kaliumteilchen aus den Nervenzellen entweichen. Es wird angenommen, dass dadurch die elektrischen Impulse weiter an den Nerven entlang wandern können, um die Muskeln zu stimulieren. Dadurch wird das Gehen erleichtert.

Behandlung der Spastik

Spastische Tonuserhöhungen der Muskulatur kommen durch Herde in der Pyramidenbahn zustande. Sie können direkt Schmerzen oder ein Spannungsgefühl verursachen oder über Folgeerkrankungen wie Muskel- und Gelenkkontrakturen, Fehlstellungen und Immobilität zu Schmerzen führen. Eine Physiotherapie ist bei pathologischen

Tonuserhöhungen immer geboten. Mittels des Bobath-Konzepts lässt sich dabei die tonisch erhöhte Muskulatur inhibieren (hemmen) und detonisierte Muskulatur und Bewegungskoordination aktivieren bzw. fazilitieren (bahnen). Medikamentös kann oral beispielsweise mit Baclofen oder Tizanidin behandelt werden. Umschriebene spastische Tonuserhöhungen können auch mit Injektionen von Botulinumtoxin behandelt werden. Eine weitere Option besteht in der Gabe von Baclofen oder Triamcinolon direkt in den Subarachnoidalraum im Bereich der Lendenwirbelsäule (intrathekale Applikation). Seit 2011 ist in Deutschland ein Präparat mit den Wirkstoffen Tetrahydrocannabinol (THC) und Cannabidiol als Add-On-Therapie bei mittelschweren und schweren Formen der Spastik zugelassen.

Im Rahmen von „off-label use" (also außerhalb des in der Zulassung genehmigten Gebrauchs) kann Gabapentin bei Spastik eingesetzt werden, wenn mit den dafür zugelassenen Substanzen bei angemessener Dosierung und Anwendungsdauer keine ausreichende Linderung erzielt werden konnte oder Unverträglichkeit vorliegt. Ein Beschluss des Gemeinsamen Bundesausschuss (G-BA) zur Verordnungsfähigkeit in nicht zugelassenem Anwendungsgebiet ist im März 2014 in Kraft getreten.

Schmerzbehandlung

Schmerzen können bei MS-Patienten vielfältige Ursachen haben. Die direkt durch Entzündungsherde verursachte Trigeminusneuralgie, die anfallsweise auftritt, kann medikamentös mit Carbamazepin, Gabapentin oder Pregabalin behandelt werden. Auch chronische Schmerzen meist der Extremitäten, die vermutlich durch Herde im Rückenmark entstehen, werden durch die MS selbst verursacht und können beispielsweise mit Amitriptylin behandelt werden. Schmerzen können auch indirekt durch Folgen der MS wie eine spastische Tonuserhöhung der Extremitäten oder Harnwegsinfekte verursacht sein. Die Therapie richtet sich in diesen Fällen nach der jeweiligen Ursache.

Behandlung von Blasenfunktionsstörungen

Blasenfunktionsstörungen manifestieren sich in Harnwegsinfekten, imperativem Harndrang, Pollakisurie und Inkontinenz. Den Störungen zugrunde liegen kann eine Speicherstörung, Entleerungsstörung oder eine Detrusor-Sphinkter-Dyssynergie der Harnblase. Nach spezifischer urologischer Diagnostik kann eine entsprechende Therapie mit einer Einteilung der Flüssigkeitszufuhr, Beckenbodengymnastik, Katheterisierung und Medikamenten erfolgen.

Harnwegsinfekte müssen antibiotisch behandelt werden. Exsikkosen, die dadurch entstehen, dass die Patienten weniger trinken, um die Blasenstörungen zu minimieren, müssen vermieden werden.

Behandlung von Sprech- und Schluckstörungen

Sprech- und Schluckstörungen können zu einer erheblichen Belastung der Patienten führen. Akut im Rahmen eines Schubes entstandene Störungen werden mittels der Schubtherapie behandelt. Bleiben die Beschwerden bestehen, kommen hauptsächlich logopädische Maßnahmen zum Einsatz. Bei ausgeprägten Schluckstörungen können auch eine parenterale Ernährung und die Anlage einer PEG notwendig werden. Ziele hierbei sind eine ausreichende Nahrungszufuhr und das Vermeiden von Aspirationspneumonien.

Behandlung des Fatigue-Syndroms und depressiver Störungen

Die Diagnosekriterien einer Fatigue-Symptomatik und einer Depression enthalten ähnliche Elemente. Bei vielen Patienten liegt beides vor. Eine depressive Störung kann medikamentös mit Antidepressiva beispielsweise aus der Gruppe der sogenannten selektiven Serotonin-Wiederaufnahmehemmer (SSRI) behandelt werden. Eine psychologische Betreuung kann auch mit dazu beitragen, sekundär aufgetretene depressive Störungen zu behandeln und Krankheitsfolgen besser zu bewältigen. Zur medikamentösen Behandlung des Fatigue-Syndroms können neben Antidepressiva auch Amantadin, Acetyl-L-Carnitin, Acetylsalicylsäure, und Modafinil eingesetzt werden. Die Wirksamkeit einiger dieser Präparate für diese Indikation ist jedoch nicht unumstritten.

Behandlung von Störungen der Sexualität

50 bis 90 % der MS-Patienten geben im Verlauf Störungen der Sexualität an, wobei Männer häufiger betroffen zu sein scheinen. Entzündliche Herde können unmittelbar organische Ursache der Störungen sein, indem sie zu Gefühlsstörungen im Genitalbereich führen oder Reflexbögen der Sexualfunktionen (beispielsweise für die Erektion) beeinträchtigen. Auch eine in der Folge der MS eingetretene Spastik der Oberschenkelmuskulatur der Beine oder der Muskulatur des Beckenbodens kann den Geschlechtsverkehr erschweren oder unmöglich machen. Eine verminderte Lubrikation kann zu Schmerzen beim Verkehr führen. Weiterhin können alle Einflüsse, die den Patienten aufgrund seiner Erkrankung in seinem sozialen, psychischen und existenziellen Gefüge betreffen, zu Störungen der Sexualität führen. So kann eine Fatigue oder eine depressive Episode mit einem

Libidoverlust einhergehen. Soziale Konflikte, Isolierung und Scham können ebenso die Sexualität beeinträchtigen. Ziel der therapeutischen Sexualberatung ist es, den Patienten (und seinen Partner) über mögliche Gründe der Störungen aufzuklären und mögliche Lösungen im Gespräch zu entwickeln und aufzuzeigen. Organische Ursachen können durch eine Optimierung der entsprechenden symptomatischen Therapie behandelt werden. Erektionsstörungen können – sofern sie nicht hauptsächlich psychischer Genese sind – mit Phosphodiesterasehemmern wie Sildenafil, Tadalafil oder Vardenafil behandelt werden. Weiterhin können Hilfsmittel wie Gleitmittel bei geringer Lubrikation und Vibratoren zur sexuellen Stimulation benutzt werden. Zudem können viele Medikamente, die im Rahmen der symptomatischen Therapie eingesetzt werden, zu Libidoverlust und sexuellen Funktionsstörungen führen.

Ernährung

Eine Meta-Analyse ergab keinen Hinweis auf einen wesentlichen Effekt verschiedener Ernährungsformen auf den Krankheitsverlauf.

Therapien außerhalb der evidenzbasierten Medizin

Viele MS-Patienten nehmen neben oder anstelle der evidenzbasiert-medizinischen Therapie komplementär- oder alternativmedizinische Behandlungen in Anspruch. Der Gebrauch unkonventioneller Therapien ist häufiger bei Patienten anzutreffen, die stärker durch die MS eingeschränkt sind. Es besteht eine sehr große Zahl von Angeboten (wie beispielsweise spezielle Diäten, Akupunktur, Homöopathie). Für keines der unkonventionellen Therapieangebote ist ein belastbarer Wirksamkeitsbeleg erbracht worden.

Ausblick

Liste von Multiple-Sklerose-Wirkstoffen in der Erprobung

Neben den für die Behandlung der multiplen Sklerose in Deutschland zugelassenen Medikamenten (Interferon beta-1b, Interferon beta-1a s.c., Interferon beta-1a i.m., Fumarsäuredimethylester, Glatirameracetat, Mitoxantron, Azathioprin, Fingolimod, Natalizumab, Alemtuzumab und Teriflunomid) gibt es eine Vielzahl von Wirkstoffen, die sich in verschiedenen Phasen der Prüfung befinden. In Deutschland werden derzeit für mindestens 30 laufende klinische Studien Patienten rekrutiert.

Einen wichtigen Schwerpunkt der klinischen Forschung stellt die Weiterentwicklung von immunmodulatorischen Wirkstoffen dar, die ein Voranschreiten der Behinderung effektiver unterbinden. Andere Studien zielen darauf ab, den Anwendungskomfort durch längere Anwendungsintervalle oder eine orale Verabreichung zu erhöhen. Die Wirksamkeit und Sicherheit aggressiverer Behandlungsformen, die darauf abzielen, das gestörte Immunsystem zu eliminieren, um dann (durch entweder im Knochenmark verbliebene Stammzellen oder durch Reinfusion autologer Stammzellen) ein neues, tolerantes Immunsystem zu etablieren, bleibt im Rahmen randomisierter klinischer Studien zu klären, wird aber sicherlich wenigen spezialisierten Zentren vorbehalten bleiben. Einen noch experimentellen Ansatz stellen Versuche dar, durch den Einsatz von Wachstumsfaktoren oder eine Modulation von Stammzellen Remyelinisierung und Regeneration zu fördern.

Eine Studie aus Rom konnte zeigen, dass die Tuberkulose-Impfung BCG im Anfangsstadium die Entwicklung von neuen Läsionen verhindern und den Krankheitsverlauf positiv beeinflussen kann. Noch sind aber zu wenig Daten vorhanden, um die BCG-Impfung für alle MS-Patienten zu empfehlen.

Wie bei anderen neurodegenerativen Krankheiten sind auch bei multipler Sklerose Behandlungsansätze mit Stammzellen in der

Erprobung. Das Interesse an beispielsweise mesenchymalen Stammzellen gründet auf folgenden Eigenschaften und Funktionen dieser Zellen: 1.) Sie wirken immunmodulierend und immunsuppressiv. 2.) Sie unterstützen die Wiederherstellung der Myelinscheide durch Ernährung der Oligodendrozyten. 3.) Über biochemische Reaktionen sind sie in der Lage, Nervengewebe zu schützen (Neuroprotektion).

Prognose

Bislang ist es zu Beginn der Erkrankung kaum möglich, eine Prognose über den weiteren Verlauf zu stellen, was die betroffenen Patienten belastet. In den letzten Jahren wurden einige epidemiologische Studien zur Prognose der multiplen Sklerose veröffentlicht. Die Ergebnisse waren überwiegend positiv und zeigten, dass die Erkrankung nicht selten weniger schwer als allgemein angenommen verläuft. Basierend auf den Krankheitsverläufen von 1059 Patienten ist von einer Münchener Arbeitsgruppe ein Web-basiertes Computerprogramm zur Bestimmung des individuellen Risikoprofils anhand von Krankheitsverlauf, Expanded Disability Status

Scale, Erkrankungsdauer, Schubfrequenz und Alter entwickelt worden.

Sonstiges

Stammzellspende, Organtransplantation, Blutspende

MS ist (ebenso wie eine Reihe weiterer Erkrankungen) ein Ausschlusskriterium für eine Stammzellspende. Menschen mit einer MS können in der Regel keine Organe spenden. Obwohl die Blutspende eines MS-Patienten wahrscheinlich weder für den Spender noch für den Empfänger mit einem nennenswerten Risiko verbunden ist, rät der ärztliche Beirat der DMSG auch in diesem Punkt grundsätzlich ab. Viele Menschen mit MS werden langfristig mit immunsuppressiven oder immunmodulierenden Medikamenten behandelt und kommen daher ohnehin nicht als Blutspender in Betracht.

Welt-Multiple-Sklerose-Tag

Seit 2009 wird jeweils am letzten Mittwoch im Mai der Welt-Multiple-Sklerose-Tag (World MS Day) begangen. Viele MS-Vereine und Selbsthilfegruppen, in Deutschland allen voran die Deutsche Multiple Sklerose Gesellschaft e. V. (DMSG), machen an diesem Tag Aktionsveranstaltungen, um über multiple Sklerose und ihre Auswirkungen zu informieren sowie um Verständnis für die Belange von Menschen mit MS zu wecken.

Literatur

Alastair Compston: McAlpine's Multiple Sclerosis. Churchill Livingstone, Oxford 2005, ISBN 0-443-07271-X.

Ralf Gold, Peter Rieckmann: Pathogenese und Therapie der Multiplen Sklerose. Uni-Med, Bremen 2004, ISBN 3-89599-785-4.

Volker Limmroth, Eckhart Sindern: Multiple Sklerose. Thieme, Stuttgart 2004, ISBN 3-13-133281-6.

Rudolf M. Schmidt, Frank Hoffmann: Multiple Sklerose. Urban & Fischer, München 2006, ISBN 3-437-22081-0.

Heinz Wiendl, Robert Weißert, Volker Limmroth, Reinhard Hohlfeld: Multiple Sklerose und andere demyelinisierende Erkrankungen in: Thomas Brandt, Johannes Dichgans, Hans-Christoph Diener (Hrsg.): Therapie und Verlauf neurologischer Erkrankungen. 5. Aufl., Kohlhammer, Stuttgart 2007, ISBN 978-3-17-019074-0, S. 654 ff.

Leitlinien und Grundsätze

S2e-Leitlinie Multiple Sklerose, Diagnostik und Therapie der Deutschen Gesellschaft für Neurologie (DGN). In: AWMF online (Stand 2012)

Grundsätze zur Verbesserung der Lebensqualität von Menschen mit Multipler Sklerose (Deutschsprachige Publikation der Multiple Sclerosis International Federation)

S2-Leitlinie Multiple Sklerose im Kindesalter der Gesellschaft für Neuropädiatrie (GNP). In: AWMF online (Stand 2008)

Klinisch isoliertes Syndrom

Bei einem klinisch isolierten Syndrom (engl. clinically isolated syndrome, kurz CIS) handelt es sich um eine neurologische Funktionsstörung, die sich auf die Schädigung (Läsion) eines umschriebenen Ortes im Zentralnervensystem (ZNS) zurückführen lässt. Die Symptomatik tritt dabei im Sinne eines Schubes auf. Dies bedeutet, dass das Symptom sich subakut (innerhalb von Stunden bis Tagen) entwickelt und ihm eine entzündlich-entmarkende Schädigung im ZNS zugrunde liegt.

Typische Beispiele für Symptome, die im Rahmen eines CIS auftreten, sind Sehstörungen (Sehnerventzündungen) und Störungen der Gefühlsempfindungen (denen eine spinale Lokalisation der Schädigung zugrunde liegen kann). Läsionen im Hirnstamm können eine große Bandbreite von Symptomen hervorrufen. Bei etwa 50 % der Patienten mit einer isolierten Sehnerventzündung entwickelt sich im weiteren Verlauf eine klinisch sichere Multiple Sklerose. Die McDonald-Kriterien geben an, wie der Nachweis einer räumlichen und zeitlichen Verteilung der Entzündungsherde, der für die Diagnose einer MS notwendig ist, zu führen ist.

Derzeit ist noch ungeklärt, welche Pathomechanismen den Übergang in eine klinisch eindeutige MS bedingen. Ein wesentlicher Punkt dürfte jedoch die Produktion von autoreaktiven T-Zellen und von Antimyelin-Antikörpern durch autoreaktive B-Zellen sein.

Soweit möglich und gebräuchlich, werden SI-Einheiten verwendet. Wenn nicht anders vermerkt, gelten die angegebenen Daten bei Standardbedingungen. Cholecalciferol (auch Colecalciferol oder kurz Calciol), Vitamin D3 ist das physiologisch in allen nichtpflanzlichen Eukaryoten und so auch im Menschen vorkommende Vitamin D. Da das Secosteroid im Körper mit Hilfe von UVB-Strahlung (Dorno-Strahlung) in der Haut aus 7-Dehydrocholesterol gebildet werden kann, ist der historische Begriff Vitamin der Definition nach nicht völlig zutreffend.

In der Nahrung kommt es vor allem in Fettfischen vor oder wird den Lebensmitteln als Nahrungsergänzungsmittel zugefügt. Es hat im Körper die Funktion eines Prohormons und wird über eine Zwischenstufe zu dem Hormon Calcitriol umgewandelt.

Vitamin D spielt eine wesentliche Rolle bei der Regulierung des Calcium-Spiegels im Blut und beim Knochenaufbau. Ein Vitamin-D-Mangel führt mittelfristig bei Kindern zu Rachitis und bei Erwachsenen zu Osteomalazie.

Einfluss auf die Gesundheit - Cholecalciferol

Seit den 1990er Jahren wurde gezeigt, dass das Vitamin-D-System in verschiedenen anderen Geweben insbesondere autokrine Funktionen hat, welche die Zelldifferenzierung, die Hemmung der Zellproliferation, die Apoptose, die Immunmodulation und die Kontrolle anderer hormonaler Systeme umfasst.

Kardiovaskuläre Erkrankungen durch Unterversorgung mit Vitamin D

In der Health Professionals Follow-up Study war das Risiko für einen Myokardinfarkt bei Männern mit Vitamin-D-Mangel (Plasma-25-OH-Vitamin D von höchstens 15 ng/ml) um den Faktor 2,4 höher als bei Gleichaltrigen mit ausreichender Vitamin-D-Versorgung (Plasma-25(OH) D von mindestens 30 ng/ml). Selbst unter Berücksichtigung von KHK-Risikofaktoren wie positive Familienanamnese, Hypertonie, ungünstiges Lipidprofil und Übergewicht war das Myokardinfarkt-Risiko bei niedrigen Vitamin-D-Werten immer noch verdoppelt. Erhoben wurden diese Studiendaten bei 18.225 Männern im Alter zwischen 40 und 75 Jahren, deren Blut untersucht worden war. Zu Studienbeginn hatte noch keiner der Männer eine koronare Herzkrankheit (KHK). Innerhalb der nächsten zehn Jahre hatten 454 Studienteilnehmer einen nichttödlichen Herzinfarkt oder ein tödliches KHK-Ereignis erlitten.

In einer anderen Studie mit mehr als 3000 Männern und Frauen waren bei denen mit niedrigen Vitamin-D-Werten (median 7,7 und 13,3 ng/ml) innerhalb von 7,7 Jahren die kardiovaskuläre sowie auch die Gesamtsterberate verdoppelt. Als Vergleich dienten Teilnehmer mit guter Vitamin-D-Versorgung (median 28,4 ng/ml).

Dass ein hoher Vitamin D-Spiegel mit stark reduziertem Sterberisiko verbunden ist, ergab 2012 eine Metaanalyse des Copenhagen University Hospital mit einer Beobachtungszeit von 29 Jahren und insgesamt 10.170 Probanden, die zum Ergebnis hatte, dass ein hoher Spiegel an Vitamin D eine 81 % geringere Wahrscheinlichkeit einem tödlichen Herzinfarkt zu erliegen bedeutet.

Allergien, Asthma und Autoimmunkrankheiten

Eine Unterversorgung mit Vitamin D scheint nach bisherigen Untersuchungen ein Risikofaktor für folgende Erkrankungen zu sein:

Autoimmunkrankheiten (wie z. B. Multiple Sklerose, Morbus Crohn, Diabetes mellitus Typ 1, Systemischer Lupus erythematodes)

Asthma: 25(OH)Vitamin-D3-Spiegel unter 30 ng/ml sind bei Asthma von Erwachsenen typisch und am stärksten ausgeprägt bei Patienten mit schwerem und/oder unkontrolliertem Asthma. Diese Tatsache unterstützt die Hypothese, dass das Anheben zu niedriger Vitamin-D-Spiegel in der Prävention und Behandlung von Asthma wirksam sein könnte.

In einer an der University of Colorado durchgeführten Studie an knapp 19.000 Personen zeigte sich, dass Menschen mit stark verringertem Vitamin-D-Spiegel ein um etwa ein Drittel erhöhtes Risiko für Atemwegsinfekte besitzen. Bei Asthma steigt das Risiko sogar auf das Fünffache an. Es gibt Studien, die eine Supplementierung mit Vitamin D in Zusammenhang mit der Entstehung von Allergien bringen. Ob das auch für andere Autoimmunerkrankungen gilt, ist umstritten. Insbesondere betrachten einige Autoren den „Vitamin-D-Mangel" als eine Folge der Erkrankung selbst. Allerdings ist die wirkungsvolle Therapie von Allergien durch Vitamin-D-erzeugende UVB-Strahlen kein Gegenargument, da sich die orale Aufnahme pharmakologisch erheblich von der endogenen Produktion in der Haut unterscheidet.

Erkrankungen mit Häufung bei älteren Menschen

Eine Unterversorgung mit Vitamin D scheint nach bisherigen Untersuchungen ein Risikofaktor für folgende Erkrankungen zu sein:

Osteopenie und Osteoporose

Sturzrisiko: Durch Supplementation von Vitamin D lässt sich die Anzahl der Stürze von Menschen über 65 Jahren reduzieren. Die Einnahme von 700 bis 1000 IE reduzierte das Sturzrisiko um 19 Prozent. Serumspiegel von 25-Hydroxy-Vitamin-D unter 60 nmol/l (≈ 24 ng/ml) hatten keinen Schutzeffekt.

Allgemein erhöhte Sterblichkeit
Demenz und Parkinson-Krankheit
Hirnleistungsstörung

Schlafstörungen wie obstruktivem Schlaf-Apnoe-Syndrom , verlängertem Einschlafen und Tagesmüdigkeit

Krebs und weitere Erkrankungen

Eine Unterversorgung mit Vitamin D scheint nach bisherigen Untersuchungen darüber hinaus ein Risikofaktor für folgende Erkrankungen zu sein:

Muskelschwäche und -schmerzen und Fibromyalgie

Infektionskrankheiten wie Tuberkulose oder Atemwegsinfekte

Vitamin D und Calcium sind protektiv bezüglich Dickdarmkrebs

Eine Vielzahl weiterer Krebsarten, wie z. B. Brustkrebs, Leukämie, Nierenkrebs, Ovarialkarzinom, Pankreaskarzinom sowie Karzinome des Halses, des Kopfes und des Oesophagus.

Parodontitis bei Schwangeren.

Ferner ist das Vitamin-D-System wichtig für die Entwicklung und Funktion des Nerven- und Muskelsystems. Das Syndrom des akuten Vitamin-D-Mangels ist in seinem Vollbild durch Myalgie, Adynamie, neurologische Störungen, Orthostatische Dysregulation und Skelettbeschwerden charakterisiert (Akronym M-A-N-O-S).

Impotentia generandi

In den vergangenen Jahren wurde von Reproduktionsmedizinern in Dänemark erkannt, dass Vitamin D eine bedeutende Rolle im Bereich der Reproduktionsmedizin spielen könnte. Es konnte nachgewiesen werden, dass die Motilität der Spermatozoen offensichtlich von Vitamin D abhängt. Die Motilität der Spermatozoen ist ein entscheidender Faktor bei der Befruchtung der Eizelle.

Physiologie

Biosynthese von Vitamin D3

Die meisten Wirbeltiere einschließlich des Menschen decken einen Großteil ihres Vitamin-D-Bedarfs durch Sonnenbestrahlung ihrer Haut; dies kommt auch bei bestimmten Planktonarten vor (Phytoplankton coccolithophor Emeliani huxleii).

Definitionsgemäß sind Vitamine Substanzen, die der Körper selbst nicht herstellen kann, aber zum Leben benötigt werden und daher zugeführt werden müssen. Die Vorstufen des sogenannten Vitamin D werden aber vom Körper selbst hergestellt. Zum im Körper vorhandenen Provitamin 7-Dehydrocholesterol (der Ausgangssubstanz der Vitamin-D-Synthese) muss dann allerdings noch Sonnenlicht hinzukommen. Vitamin D3 wird also aus historischen Gründen als Vitamin bezeichnet. Aufgrund seiner endogenen Synthese und der Tatsache, dass seine Wirkung neben dem Syntheseort auch andere Gewebe betrifft, müsste Vitamin D3 als Prohormon bezeichnet werden.

Lichtinduzierte Bildung

In der Haut sind die höchsten Konzentrationen des 7-Dehydrocholesterols im Stratum spinosum und Stratum basale vorhanden. Beim Menschen und den meisten Säugetieren ist 7-Dehydrocholesterol für die Vitamin-D-Bildung reichlich vorhanden (eine Ausnahme sind z. B. Hauskatzen).

1. Wird 7-Dehydrocholesterol mit UV-Licht mit Wellenlängen im Bereich 290–315 nm (UV-B-Strahlung) und mindestens 18 mJ/cm² bestrahlt, kann im 7-Dehydrocholesterol durch eine fotochemisch induzierte 6-Elektronen-konrotatorische elektrocyclische Reaktion der B-Ring aufgebrochen werden: Es entsteht Prävitamin D3.

2. Das Prävitamin D3 ist thermodynamisch instabil und erfährt einen (1-7)sigmatropen Shift eines Protons von C-19 nach C-9 mit nachfolgender Isomerisation: Es entsteht Vitamin D3. Das Vitamin D3 gelangt in das Blut und wird dort vor allem an das Vitamin-D-bindende Protein (DBP) gebunden zur Leber transportiert, wo es weiter zu 25(OH)Vitamin D3 hydroxyliert wird. Im Reagenzglas sind nach drei Tagen 80 % des Prävitamin D3 zu Vitamin D3 isomerisiert, in der Haut ist dies nach acht Stunden geschehen.

Selbstregulation der lichtinduzierten Synthese

Wenn eine bestimmte Menge 7-Dehydrocholesterol im Reagenzglasversuch mit simuliertem äquatorialen Sonnenlicht bestrahlt wird, ist nach einigen Minuten ca. 20 % der Ausgangsmenge zu Prävitamin D3 umgewandelt. Diese Menge an Prävitamin D3 bleibt bei weiterer Bestrahlung in einem konstanten Gleichgewicht, denn auch Prävitamin D3 ist photolabil und wird durch weitergehende UV-B-Bestrahlung während der nächsten acht Stunden zum physiologisch inaktiven Lumisterol und zu Tachysterol abgebaut, bevor es zu Vitamin D3 isomerisiert. In dieser Zeit sinkt das 7-Dehydrocholesterol auf ca. 30 % der Ausgangsmenge ab. Unter unnatürlicher Schmalspektrum-UV-B-Bestrahlung mit einer Wellenlänge von 290 bis 300 nm wird dagegen 65 % des ursprünglichen 7-Dehydrocholesterols in Prävitamin D3 umgewandelt.

Auch das aus Prävitamin D3 entstandene Vitamin D3 ist photolabil: Kann das Vitamin D3 nicht schnell genug im Blut abtransportiert werden, entstehen aus ihm durch UV-B- und UV-A-Strahlung (bis zu 345 nm) mindestens drei weitere unwirksame Produkte: Suprasterol-1 und -2 und 5,6-Transvitamin D3.

So wird bei einer kurzen Sonnenlichtbestrahlung (mit genügend hohem UV-B-Anteil) über einige Minuten ähnlich viel Vitamin D3 gebildet wie bei einer vergleichbaren Bestrahlung über längere Zeit. Hierdurch ist der Körper kurzfristig vor einer Vitamin-D-Intoxikation durch zu viel Licht geschützt.

Langfristig ergibt sich ein Schutz vor einer Vitamin-D-Intoxikation durch eine vermehrte Bildung von Melanin in der Haut, welches UV-Licht der

Wellenlängen 290–320 nm resorbiert (Bräunung, dunkler Hauttyp in südlichen Ländern).

Der 7-Dehydrocholesterolgehalt der Haut sinkt mit dem Alter. Ferner nimmt beim Menschen im Alter die Fähigkeit der Haut, Vitamin D3 zu bilden, ungefähr um den Faktor 3 ab im Vergleich zu einem 20-jährigen Menschen.

Für die blasse Haut eines hellhäutigen, jungen, erwachsenen Menschen ist die minimale Erythemdosis (MED) (wenn die Haut anfängt, rot zu werden) an einem sonnigen Sommermittag auf 42° Breite in Meereshöhe (entsprechend Boston, Barcelona oder Rom) nach 10 bis 12 Minuten erreicht, ein dunkelhäutiger Mensch benötigt entsprechend 120 Minuten. Wird die Haut dieser Menschen entsprechend ganzkörperbestrahlt, gibt sie innerhalb der nächsten 24 Stunden eine Menge vergleichbar mit 10.000 bis 20.000 IE (250 µg bis 500 µg) Vitamin D3 aus Nahrungsmitteln an das Blut ab, ein Vielfaches der Nahrungsempfehlungen von 200–500 IE Vitamin D3 täglich. Eine starke Vitamin-D3-Bildung in der Haut ist also schon bei einer kurzen, aber intensiven Sonnenbestrahlung mit hohem UV-B-Anteil möglich.

Da die Knochendichte bei dunkelhäutigen Menschen von der etwas verminderten Vitamin-D-Bildung aufgrund der geringeren Durchlässigkeit der Haut für UV-Strahlen nicht vermindert ist, wird davon ausgegangen dass Dunkelhäutige eine geringere Konzentration des Vitamin-D-bindenden Proteins aufweisen .

Vitamin D in Nahrungsmitteln

Unter nicht immer und überall gegebenen optimalen Bedingungen (siehe oben) kann die Haut eines jungen erwachsenen Menschen 10.000–20.000 IE (250–500 µg) Vitamin D täglich bilden. Dagegen enthalten nur wenige Nahrungsmittel Vitamin D3 in vergleichbaren Mengen. Es findet sich vor allem in Fettfischen, Innereien, Eiern und in begrenztem Maße auch in Milchprodukten.

In Pilzen (z. B. Hefen) ist das Mycosterin Ergosterin enthalten, das sich bei ausreichender UV-Licht-Bestrahlung in biologisch aktives Ergocalciferol (Vitamin D2) umwandeln kann. In einer Studie der Universitätsklinik Freiburg konnte demonstriert werden, dass Zuchtchampignons, die mit UV-B-Strahlung behandelt wurden, signifikante Mengen an Vitamin D2 bildeten (491 ☐g oder 19.640 IE pro 100 g Zuchtchampignons). Die Verabreichung der so angereicherten Zuchtchampignons waren Vitamin D2-Supplementen ebenbürtig. Ähnliche Ergebnisse können auch mit Shiitake, Maitake, Shimeji oder anderen Pilzen erzielt werden. Im Falle von Shiitake konnten Werte von bis zu 267.000 IE pro

100 g Shiitakepilze bei 14 Stunden Sonnenlichtexposition erreicht werden.

Die EsKiMo-Studie hat zwischen 2003 und 2006 das Ernährungsverhalten von 2500 Kindern im Alter von 6 bis 11 Jahren in ganz Deutschland untersucht. Dabei wurde für die tägliche Vitamin D3-Aufnahme der niedrigste Wert aller untersuchten Nährstoffe in Bezug zum jeweils empfohlenen Wert gemessen. Demnach beträgt die tatsächliche Vitamin D3-Aufnahme nur etwa 30 % der DGE-Empfehlung. Die Autoren folgern: „Die Zufuhr an Vitamin D ist ... suboptimal und kann bei Kindern, die sich kaum im Freien aufhalten, schnell zu einer echten Mangelsituation mit langfristig negativen Folgen für die Knochengesundheit führen." Die im September 2008 veröffentlichte DONALD-Ernährungsstudie vom Forschungsinstitut für Kinderernährung (FKE) bestätigte die Vitamin-D3-Unterversorgung bei Kindern. Bei den 598 Studienteilnehmern im Alter von 1 bis 12 Jahren ergab die Auswertung nach Einzelprotokollen, dass acht von zehn Kindern die Empfehlung der DGE für Vitamin D nicht erreichen.

Bislang wurde hierzulande neben industriell hergestellter Säuglingsmilch nur Margarine mit 2,5 µg Vitamin D3 pro 100 g angereichert, um eine ausreichende Versorgung der Bevölkerung sicherzustellen. Dagegen ist das fettlösliche

Vitamin nicht in fertigen Multivitaminsäften erhältlich, sondern nur in (Brause-)Tabletten.

Mangel an Sonnenlicht (UVB-Strahlung)

Die Höhe des Sonnenstands ist unter anderem ein entscheidender Faktor für die Vitamin-D3-Bildung in der Haut. Wird sie bei sonst guten Lichtbedingungen ganztägig so unterschritten, dass kein Vitamin D3 mehr in der Haut gebildet werden kann, spricht man von dem „Vitamin-D-Winter". Zudem spielen für die Lichtintensität eine Rolle: die Bewölkung, das Ozon, die Höhe über dem Meeresspiegel, die Beschaffenheit der Erdoberfläche usw. Ab einer bestimmten Summe UV-B-Licht-absorbierender Faktoren ist die Lichtintensität zu gering, um noch Vitamin D3 in der Haut bilden zu können.

In den gemäßigten Breiten steigt die Vitamin-D-Bildung in der Haut mit der Höhe des Sonnenstands exponentiell an und ist daher stark jahreszeitabhängig. Bei niedrigem Sonnenstand mit vorwiegendem UVA-Anteil des Sonnenlichts ist die Grenze zwischen effektiver Vitamin-D-Bildung in der Haut und Sonnenbrand schmal oder eben gar nicht erreichbar.

Nördlich des 52. Breitengrads (London, Ruhrgebiet) und nach anderen Forschungen schon des 42. Breitengrads (Barcelona, Norditalien) kann im Winter kein Vitamin D3 in der Haut gebildet werden. Unterhalb des 37. Breitengrads (Los Angeles, Sizilien) sei dagegen eine ausreichende Vitamin-D-Biosynthese sicher über das ganze Jahr möglich.

Chronische Cerebro - Spinale Venöse Insuffizienz

Chronische Cerebro-Spinale Venöse Insuffizienz (CCSVI) ist ein Syndrom bei dem die Hals- und Thoraxvenen nicht in der Lage sind, das Blut effizient aus dem zentralen Nervensystem (ZNS) abzuleiten. Es wird vermutet, dass dies durch Stenosen (Verengungen) der Vena jugularis interna und/oder der Vena azygos hervorgerufen wird. Ein solches „System" wurde von Paolo Zamboni 2008 beschrieben. Er propagierte auch einen möglichen Zusammenhang von CCSVI mit der Multiplen Sklerose (MS), eine Hypothese, die bereits ab den dreißiger Jahren des 20. Jahrhunderts diskutiert wurde. Ein kausaler Zusammenhang mit der Multiplen Sklerose konnte nicht nachgewiesen werden. In einer relativ kleinen Studie Zambonis (300 Teilnehmer), wurde das Syndrom bei allen MS-Patienten gefunden, jedoch bei keiner Kontrollperson. CCSVI wurde 2009 als vaskuläre Fehlbildung klassifiziert.

Diagnose

Die zuverlässigste Untersuchungsmethode um CCSVI festzustellen ist eine Katheter-Venographie. Allerdings ist diese mit einem relativ hohen Aufwand an Ressourcen verbunden und bringt für den Patienten eine nicht unerhebliche Strahlenbelastung mit sich. Deshalb wird in aller

Regel davor eine Voruntersuchung mittels Magnetresonanz-Venographie sowie eine extra- und transkranielle Doppler-Sonographie durchgeführt. Nur falls diese Voruntersuchungen einen hinreichenden Verdacht auf pathologische Veränderung der Venen geben, wird anschließend die Katheter-Venographie durchgeführt.

Verbindung zur Multiplen Sklerose

Hypothese der „venösen Multiplen Sklerose"

Bereits in den dreißiger bis vierziger Jahren des letzten Jahrhunderts kamen Hypothesen über eine mögliche stenosebedingte Entstehung der Multiplen Sklerose auf, die aber nicht bestätigt werden konnten.

Gegen Mitte bis Ende der achtziger Jahre wurde diese Hypothese erneut diskutiert.

Ab 2008 wurde die Hypothese von dem italienischen Gefäßchirurgen Paolo Zamboni neu belebt. Nach seinen Untersuchungen korreliere die CCSVI hochsignifikant mit der Multiplen Sklerose und sei nur bei Patienten mit dieser Erkrankung zu finden. In seiner Studie waren progressive Varianten der MS, aber nicht Sonderformen wie Baló- oder Schilder-MS, eingeschlossen. Die Ergebnisse führten zu einer Theorie, nach der zumindest einige Fälle von MS-Erkrankungen durch CCSVI verursacht werden könnten. Eine große (1.500 Probanden) doppelblinde Studie hierzu wird derzeit am Buffalo Neuroimaging Analysis Center durchgeführt.

Die Theorie eines Zusammenhangs von CCSVI und Multiple Sklerose geht davon aus, dass es, bedingt durch unterschiedliche Fehlbildungen der drainierenden Blutgefäße, zu einem Rückfluss von Blut ins ZNS kommt und es dadurch zu erhöhten Ablagerungen von neurotoxischem Eisen im Gehirn kommt. Diese Ablagerungen und der durch sie herbeigeführte Zelluntergang löse die für die MS typischen Autoimmun-Reaktionen aus. Auf der Grundlage diese Theorie wurden im Rahmen einer Studie 65 MS-Patienten experimentell mittels Ballondilatation behandelt.

Um den möglichen Zusammenhang zwischen der Multiplen Sklerose und der CCSVI genauer zu untersuchen, haben die Multiple Sclerosis Society of Canada und die National MS Society (USA) gemeinsam sieben Studien mit einer Laufzeit von jeweils etwa zwei Jahren in Auftrag gegeben.

Eine deutsche Studie aus dem Jahre 2010 verneinte nach der Untersuchung von 56 MS-Patienten einen ursächlichen Zusammenhang zwischen der CCSV und der Multiplen Sklerose.

Eine Untersuchung an 499 Patienten und gesunden Kontrollen ergab lediglich eine moderate Sensitivität und Spezifität des Befundes.

Der Forschungsstand wurde 2011 in einer Übersichtsarbeit wie folgt zusammengefasst:

„A critical analysis of the scientific methods used in the original studies of chronic cerebrospinal venous insufficiency in multiple sclerosis reveals several methodological problems with regard to potential bias and confounding. The current evidence calls into question whether chronic cerebrospinal venous insufficiency in multiple sclerosis exists at all. "

Diese Einschätzungen wurden 2013 durch eine in Lancet veröffentlichen Studie untermauert, die zusätzlich zu den bisher verwendeten Ultraschalluntersuchungen der Venen die als Goldstandard der bildgebenden Diagnostik venöser Stenosen angesehene Katheter-Venographie einsetze. Eine CCSVI wurde in dieser Studie durchgehend bei 2-3 % der untersuchten Probanden gefunden ohne Unterschiede zwischen MS-Patienten, deren Geschwistern und einer gesunden Kontrollgruppe. Auch die in Deutschland durchgeführten Studien ergaben laut einer 2013 veröffentlichten Übersichtsarbeit keine Hinweise auf eine venöse Ursache für MS, weshalb weiterhin davon abgeraten wird, außerhalb von kontrollierten klinischen Studien Venenerweiterungen als Therapieversuch von MS einzusetzen.

Kritik an der CCSVI-Hypothese

Die Deutsche Multiple Sklerose Gesellschaft (DMSG) veröffentlichte eine allgemeine Warnung und forderte eine wissenschaftliche Überprüfung der CCSVI-Theorie. Ihre Gesamtbeurteilung: „Nach unserem wissenschaftlichen Urteil entbehren die von Zamboni et al. vorgestellten Studienergebnisse einer soliden wissenschaftlichen Methodik und sind damit wertlos und sogar ethisch bedenklich."

Anlässlich der Neurowoche 2010 warnt die DGN (Deutsche Gesellschaft für Neurologie) „... vor sinnlosen und gefährlichen Gefäßeingriffen bei Multiple-Sklerose-Patienten, die derzeit auch in Deutschland gegen privates Honorar angeboten werden. Die Eingriffe beruhen auf einer wissenschaftlich nicht haltbaren Theorie des italienischen Arztes Paolo Zamboni zur Entstehung der Krankheit, kritisieren führende Neurologen."

Die US-amerikanische Aufsichtsbehörde FDA warnte am 10. Mai 2012 in einem "alert" mit dem Titel "FDA issues alert on potential dangers of unproven treatment for multiple sclerosis" vor dem so genannten "liberation treatment", das auf der CCSVI-Hypothese beruht.

Anlässlich der europäischen MS-Tagung ECTRIMS im Oktober 2010 wurden MS-Erkrankte sogar vom italienischen Arzt Paolo Zamboni, der die umstrittene CCSVI-Hypothese bei MS ins Leben gerufen hat, davor gewarnt, sich vorschnell behandeln zu lassen und vor einem operativen Eingriff weitere klinische Studien abzuwarten.

Behandlung

Es gibt keine unabhängigen wissenschaftlichen Belege einer positiven Wirkung der aktuell bei CCSVI praktizierten Therapieoptionen. Gegenwärtig wird versucht, mittels Ballondilatation die Verengungen der Venen zur beseitigen. Die Studie zeigte aber auch, dass der Erfolg der Behandlung, je nach Ursache und Lage der Stenosen, teilweise nicht von Dauer war. In problematischen Fällen wird an manchen Operations-Zentren die Implantation eines Stents erwogen, um die Vene dauerhaft offen halten zu können. Das Risiko einer erneuten Verengung der Venen ist in den Jugularis-Venen signifikant höher als in der Vena azygos.

Chronisch-venöse Insuffizienz

Neue Vaskuläre Hypothese der Multiplen Sklerose? Aktuelle Stellungnahme des Ärztlichen Beirates der DMSG, Bundesverband e.V. zur Hypothese einer venös bedingten Ursache der Multiplen Sklerose. Abgerufen am 8. Dezember 2009

Hilarescere Foundation

MRI-CCSVI Pilotstudie mit MRA/MRV und SWI

CSVI-MS. A swiss research-tracking group

Multiple Sclerosis: The Image and its Message (PDF; 900 kB), Table of Contents, von Schelling, Alfons F.

ZDF bzw. 3sat Fernsehbericht zu CCSVI: "Wer MS heilt hat recht"

Kanadischer Fernsehbericht zu CCSVI

Körperbehinderung

Körperbehinderung ist eine individuelle körperliche Behinderung eines Menschen, ein physiologisches Defizit oder Handicap.

Begriffsklärung

Nach Christoph Leyendecker wird eine Person als körperbehindert bezeichnet, die infolge einer Schädigung des Stütz- und Bewegungsapparates, einer anderen organischen Schädigung oder einer chronischen Krankheit so in ihren Verhaltensmöglichkeiten beeinträchtigt ist, dass die Selbstverwirklichung in sozialer Interaktion erschwert ist (vgl. Leyendecker 2005).

Schönberger unterscheidet zwei Aspekte oder Ebenen der Körperbehinderung:

3. Einen somatischen Aspekt (den Körper betreffend): „Körperbehinderung ist die Folge einer Schädigung der Stütz und Bewegungsorgane". Zu diesen Schädigungen gehören cerebrale Bewegungsstörungen wie Spina bifida, Muskeldystrophie die Infantile Zerebralparese (ICP) u.a., und des Weiteren auch körperliche Schädigungen wie Erkrankungen des Herz-Kreislauf-Systems, Epilepsie, Hämophilie, Multiple Sklerose.

4. Einen sozialen Aspekt: „Die Behinderung bestimmt sich nach jenen Verhaltensweisen, die von Mitgliedern der wichtigsten Bezugsgruppe des Geschädigten in der Regel erwartet werden". Die Behinderung wird also nicht nur durch die Abweichung vom Idealbild, sondern auch durch die unmittelbare oder mittelbare Auswirkung dieser Abweichung auf das Verhalten ausgemacht.

Demgegenüber besagen neuere Sichtweisen und Erkenntnisse, dass eine Behinderung nicht durch individuelle Faktoren entsteht (z.B. körperliche Beeinträchtigung), sondern durch Barrieren in der Umwelt, die es Menschen mit Beeinträchtigungen nicht erlauben, gleichberechtigt in der Gesellschaft teilzuhaben. „Je ungünstiger die Umweltbedingungen sind, desto eher erhält eine Beeinträchtigung das Gewicht der Behinderung. Dementsprechend sind in sozio-ökonomisch benachteiligten Milieus relativ große Anteile an Behinderungen zu erwarten."

Insoweit eine Einschränkung der kognitiven Leistungsfähigkeit gegeben ist, ist die Abgrenzung zwischen Körperbehinderung und kognitiver Behinderung unscharf; sie wird unter anderem daran festgemacht, inwieweit körperliche Beeinträchtigungen des Gehirns Ursache für die reduzierte kognitive Leistungsfähigkeit sind.

Körperliche Behinderung kann auch Teil einer Mehrfachbehinderung sein.

Körperbehinderung und Gesellschaft

Ab einem gewissen Grad der Beeinträchtigung besteht Anspruch auf einen Schwerbehindertenausweis, der - teilweise nur in Verbindung mit dem entsprechenden Vermerk - zum Nachteilsausgleich berechtigt, wie etwa steuerliche Erleichterungen, die Benutzung von Behindertenparkplätzen, den Europaschlüssel oder die kostenlose Beförderung im Öffentlichen Personennahverkehr.

Es gibt besondere Frühfördereinrichtungen, Kindergärten, Schulen, Berufsausbildungen sowie Behindertenwerkstätten, wo körperlich beeinträchtigte Menschen von der Gesellschaft isoliert werden. Die Körperbehindertenpädagogik ist eine Unterdisziplin der Sonderpädagogik, die sich mit der Erziehung und Bildung von körperbehinderten Personen befasst.

Literatur

Christoph Leyendecker: Motorische Behinderungen. Grundlagen, Zusammenhänge und Förderungsmöglichkeiten. Kohlhammer. Stuttgart 2005

Reinhard Lelgemann, Jürgen Moosecker: Einführung in die Körperbehindertenpädagogik. In: Stephan Ellinger, Roland Stein: Grundstudium Sonderpädagogik. Bamberg 2005, ISBN 3-00-010877-7

Petra Fuchs: „Körperbehinderte" zwischen Selbstaufgabe und Emanzipation. Selbsthilfe – Integration – Aussonderung. Luchterhand, Neuwied und Berlin 2001, ISBN 3-472-04450-0

Hans Stadler, Udo Wilken: Pädagogik bei Körperbehinderung. Studientexte zur Geschichte der Behindertenpädagogik Band 4. Beltz Verlag. Weinheim, Basel, Berlin 2004, ISBN 3-8252-2378-7. Volltext als PDF unter http://www.pedocs.de/volltexte/2009/537/pdf/3_82. ..

Harry Bergeest: Körperbehindertenpädagogik. Studium und Praxis. Bad Heilbrunn 2006, ISBN 3-7815-1478-1

Junge, Torsten; Schmincke, Imke: Marginalisierte Körper. Beiträge zur Soziologie und Geschichte des anderen Körpers. Unrast Verlag. Münster 2007, ISBN 978-3-897-71460-1

avanti donne (Hrsg.): Stärker als ihr denkt!. Junge Frauen erzählen, wie sie ihren Weg gehen - trotz Behinderung. Verein avanti donne, Kontaktstelle für Frauen und Mädchen mit Behinderung, Maisprach 2006, ISBN 978-3-033-00765-9

Marfan Stiftung Schweiz (Hrsg.): Herzsache. Gesundheitskompetenz und Empowerment bei chronischen körperlichen Beeinträchtigungen am Beispiel des Marfan-Syndroms. Bern 2008, ISBN 978-3-033-01587-6

www.myhandicap.de – Die Internetplattform für Menschen mit Behinderung und schwerer Krankheit

www.behinderung.org – Ratgeber für Menschen mit Behinderung und ihre Angehörigen

Blasendysfunktion

Der Begriff Blasendysfunktion oder Blasenfunktionsstörung dient als Sammelbezeichnung für alle Störungen der Blasenfunktion (genauer der Funktionsstörungen der Harnblase), somit alle Harnspeicher- und Blasenentleerungsstörungen.

So entwickeln insgesamt ungefähr 75 bis 80 % aller Multiple-Sklerose-Patienten im Verlauf ihrer Erkrankung Symptome von Blasenfunktionsstörungen, davon zu ca. 80 Prozent als Entleerungsstörungen. Bei einer Erkrankungsdauer von über 10 Jahren steigt dieser Prozentsatz auf gegen 96 % der Patienten mit Blasenstörungen an.

Fatigue-Syndrom

Die Bezeichnungen Fatigue-Syndrom (FS), Erschöpfungs-Syndrom oder oft auch verkürzt Fatigue (französisch für Müdigkeit, übersetzt Erschöpfung) werden in der Medizin in unterschiedlichen Zusammenhängen verwendet. Fatigue ist ein Symptom, das verschiedene chronische Erkrankungen begleitet; es kann aber nach heutiger internationaler Auffassung auch eine selbstständige Krankheit darstellen. Das ICD-10 bietet hierfür die Diagnose "Neurasthenie".

Bezeichnung

Während medizinische Standardwörterbücher den Ausdruck Fatigue entweder gar nicht verzeichnen, z. B. der Pschyrembel, oder lediglich mit „Erschöpfung" übersetzen, wird FS in Deutschland oftmals als Bezeichnung für ein krebsbedingtes Syndrom genutzt. Das Wort wird von diesen deutschen Medizinern vorrangig bei der Behandlung von Krebspatienten in der Onkologie und der Palliativmedizin gebraucht. In der englischsprachigen Fachliteratur ist für diese spezielle Ursache hingegen der Ausdruck Cancer-Fatigue üblich.

Im Gegensatz dazu wird Fatigue von anderen Ärzten als eine allgemeine Erschöpfungssymptomatik, als Folge schwerer chronischer Herz- und Lungenerkrankungen oder bei anderen chronischen Krankheiten wie Sarkoidose, Rheuma, Vaskulitis, Multipler Sklerose, Muskeldystrophien, AIDS, Lupus erythematodes, Morbus Crohn, Spondylitis ankylosans (Morbus Bechterew) und Pulmonaler Hypertonie verwendet. Die Fibromyalgie kann in einer schweren Form zur Fatigue führen.

Davon abgegrenzt wird: Chronisches Erschöpfungssyndrom oder Chronic Fatigue Syndrome (CFS, ICD-10 G93.3), das einen ähnlichen Beschwerdekomplex aufweist, jedoch als ein eigenständiges Krankheitsbild, zurzeit noch relativ unklarer Ursache, aufgefasst wird. Sie wird ausführlich im Bezugsartikel dargestellt.

Unter Fatigue fallen weiterhin nicht das Burn-out-Syndrom (Z73.0) oder andere unspezifische Erschöpfungszustände, die als Unwohlsein und Ermüdung (R53) klassifiziert werden..

Pathogenese bei Krebs

Die Pathogenese des Fatigue-Syndroms bei Krebs ist bislang nicht eindeutig geklärt. Überwiegend wird von einer multifaktoriellen Genese ausgegangen, an der bei Krebskranken auch psychologische Faktoren, Blutbildveränderungen und Ernährungseinflüsse beteiligt sind. Bei ihnen wird die Fatigue durch die Erkrankung selbst oder im Zusammenhang mit einer Chemotherapie oder Bestrahlung ausgelöst. Sie hält meist Wochen bis Monate über den Behandlungszeitraum hinaus an und beeinträchtigt die Lebensqualität oft erheblich. Typische Merkmale sind eine anhaltende Schwäche und Abgeschlagenheit trotz ausreichender Schlafphasen, eine Überforderung bereits bei geringen Belastungen und eine deutliche Aktivitätsabnahme im privaten und beruflichen Umfeld.

Eine Studie der Universität Iowa zeigte einen Zusammenhang zwischen Schmerzen und Fatigue auf, der erklären könnte, warum mehr Frauen als Männer unter chronischen Schmerzerkrankungen leiden. Durch ein Experiment mit Mäusen fand man heraus, dass männliche Tiere durch ein Zusammenspiel von Testosteron und dem Protein ASIC3 vor Muskelschmerzen und Fatigue geschützt sind.

Therapie bei Krebs

Therapeutisch wird in der Onkologie in erster Linie zu einem Ausgleich einer evtl. bestehenden Blutarmut (Anämie) ggf. auch durch Bluttransfusionen und zu einem vorsichtig dosierten körperlichen Ausdauertraining geraten.

Leitlinien

S3-Leitlinie Fibromyalgiesyndrom: Definition, Pathophysiologie, Diagnostik und Therapie der Deutschen Interdisziplinäre Vereinigung für Schmerztherapie (DIVS). In: AWMF online (Stand 2012)

Literatur

Die Zs. Annals of Internal Medicine, Hg. American College of Physicians, in den USA führt eine ständige Fachdebatte über viele Aspekte der selbständigen Krankheit in Theorie und medizinischer Praxis und fasst die Ergebnisse zusammen. In Englisch: Print ISSN 0003-4819, Online ISSN 1539-3704 (Online seit 2007, Abstracts frei, ganze Art. kostenpflichtig). Die Website der Fachgesellschaft stellt darüber hinaus ältere wichtige Artikel unter gleichen Bedingungen zur Verfügung, z. B.:

Keiji Fukuda u. a. (Studiengruppe): Diagnosis and Treatment. The Chronic Fatigue Syndrome: A Comprehensive Approach to Its Definition and Study. 15. Dez. 1994, Jg. 21, H. 112 Abstract gesamter Artikel, frei (PDF; 1,3 MB)

Fatigue: Biomedicine, Health & Behavior [0]

bei Krebspatienten: Was tun bei starker Erschöpfung? Krebsinformationsdienst des

Deutschen Krebsforschungszentrums (DKFZ), Heidelberg. 19. Dezember 2012. Abgerufen am 3. September 2014.

Deutsche Fatigue-Gesellschaft, nur als Folge einer Krebserkrankung

Artikel Science Daily (englisch)

FATIGATIO Bundesverband Chronisches Erschöpfungssyndrom CFS /ME /CFIDS darin auch: Tagung in Dortmund Sept. 2010

Fachverband Myalgische Enzephalomyelitis bzw. Chronic Fatigue Syndrom ME/CFS über die Fatigue als selbständige Krankheit. Infoblätter online, siehe im Art. Chronisches Erschöpfungssymptom,

Depression

Die Depression ist eine psychische Störung mit Zuständen psychischer Niedergeschlagenheit als Leitsymptom. Das Wort stammt von lateinisch deprimere (niederdrücken). In der Psychiatrie wird die Depression den affektiven Störungen zugeordnet. Im gegenwärtig verwendeten Klassifikationssystem psychischer und anderer Erkrankungen (ICD 10) bezeichnet man die häufigsten Formen der Depression als depressive Episode oder rezidivierende (wiederkehrende) depressive Störung. Die Diagnose wird nach Symptomen und Verlauf gestellt.

Zur Behandlung depressiver Störungen werden nach Aufklärung über die Ursachen und den Verlauf der Erkrankung entweder Antidepressiva eingesetzt oder (je nach Schweregrad) auch eine Psychotherapie ohne Medikation (beispielsweise kognitive verhaltenstherapeutische oder tiefenpsychologische Verfahren). Im alltäglichen Sprachgebrauch wird der Begriff depressiv häufig - beispielsweise für eine Verstimmung - verwendet; gleichwohl ist die Depression im psychiatrischen Sinne eine ernste behandlungsbedürftige Störung, deren Symptome sich der Beeinflussung durch reine Willenskraft entziehen.

Symptome

Die Depression ist charakterisiert durch Stimmungseinengung (Verlust der Fähigkeit zu Freude oder Trauer; Verlust der affektiven Resonanz, d. h. die Stimmung des Patienten ist durch Zuspruch nicht aufzuhellen) oder bei einer schweren Depression dem „Gefühl der Gefühllosigkeit" bzw. dem Gefühl anhaltender innerer Leere. Schwer Betroffene empfinden oft eine völlige Sinnlosigkeit ihres Lebens. Häufig führt dieser qualvolle Zustand zu latenter oder akuter Suizidalität. Man geht davon aus, dass rund die Hälfte der Menschen, die einen Suizid begehen, an einer Depression gelitten haben. 2010 verübten in Deutschland rund 7.000 Menschen mit Depression Suizid. Bei der Depression handelt es sich daher um eine sehr ernste Störung, die umfassender Therapie bedarf.

Ein weiteres typisches Symptom ist die Antriebshemmung. Die Hemmung von Bewegung und Initiative geht häufig mit innerer Unruhe einher, die körperlich als ein Leibgefühl wahrgenommen wird und sehr quälend sein kann (stumme Exzitation, lautlose Panik). Der Schlaf ist gestört in Form von vorzeitigem Erwachen, mindestens 2 Stunden vor der gewohnten Zeit. Diese Schlafstörungen sind Ausdruck eines gestörten 24-Stunden-Rhythmus. Häufig geht es dem Kranken vormittags besonders schlecht (Morgentief). Die Störung des chronobiologischen Rhythmus ist ebenfalls ein charakteristisches Symptom. Bei einer seltenen Krankheitsvariante verhält es sich umgekehrt: Es tritt ein sogenanntes „Abendtief" auf, d. h. die Symptome verstärken sich gegen Abend und das Einschlafen ist erschwert oder erst gegen Morgen möglich. Charakteristisch sind weiter übertriebene Sorge um die Zukunft, unter Umständen übertriebene Beunruhigung durch Bagatellstörungen im Bereich des eigenen Körpers (siehe Hypochondrie), das Gefühl der Hoffnungslosigkeit, Minderwertigkeit, Gefühl der Hilflosigkeit oder tatsächliche Hilflosigkeit, sowie soziale Selbstisolation, Selbstentwertung und übersteigerte Schuldgefühle, dazu Müdigkeit, verringerte Konzentrations- und Entscheidungsfähigkeit, das Denken ist verlangsamt (Denkhemmung), sinnloses Gedankenkreisen (Grübelzwang), dazu Störungen des Zeitempfindens. Häufig bestehen Reizbarkeit und Ängstlichkeit. Hinzukommen kann eine Überempfindlichkeit gegenüber Geräuschen. Negative Gedanken und Eindrücke werden über- und positive Aspekte nicht adäquat bewertet. Das Gefühlsleben ist eingeengt, was zum Verlust des Interesses an der Umwelt führen kann. Auch kann sich das sexuelle Interesse vermindern oder erlöschen (Libidoverlust). Bei einer schweren depressiven Episode können Betroffene in ihrem

Antrieb so gehemmt sein, dass sie auch einfachste Tätigkeiten wie Körperpflege, Einkaufen oder Abwaschen nicht mehr verrichten können.

Depressive Erkrankungen gehen mit körperlichen Symptomen einher, sogenannten Vitalstörungen, wie Appetitlosigkeit, Schlafstörungen, Gewichtsabnahme, Gewichtszunahme („Kummerspeck"), häufig auch mit Schmerzen in ganz unterschiedlichen Körperregionen, am typischsten mit einem quälenden Druckgefühl auf der Brust.

Während einer depressiven Episode ist die Infektionsanfälligkeit erhöht.

Geschlechtsspezifische Unterschiede

Die Symptomatik einer Depression kann sich bei Frauen und Männern auf unterschiedliche Weise ausprägen. Bei den Kernsymptomen sind die Unterschiede gering. Während bei Frauen eher Phänomene wie Mutlosigkeit und Grübeln verstärkt zu beobachten sind, gibt es bei Männern deutliche Hinweise darauf, dass eine Depression sich auch in einer Tendenz zu aggressivem Verhalten niederschlagen kann. In einer Untersuchung bei stationär behandelten Patienten fanden sich bei Männern neben einer vermehrten Klage über Schlaflosigkeit auch deutlich mehr Anzeichen von Reizbarkeit, Verstimmung, schnellem Aufbrausen,

Wutanfällen, Unzufriedenheit mit sich und anderen, Neigung zu Vorwürfen und nachtragendem Verhalten, erhöhter Risikobereitschaft, exzessivem Sporttreiben, sozial unangepasstem Verhalten, ausgedehntem Alkohol- und Nikotinkonsum sowie einem erhöhten Selbsttötungsrisiko. Dieses Syndrom wird auch als Male Depression bezeichnet.

Kinder und Jugendliche

Im Entwicklungsverlauf zeigt sich eine Depression in unterschiedlichen Symptomen und Ausprägungen, die grob in verschiedene Phasen zu unterscheiden sind. Ein Kleinkind im Alter von ein bis drei Jahren hat noch nicht die Fähigkeit, sich differenziert zu seinem Befinden zu äußern. Eine Depression erkennt man bei ihm an einem ausdruckslosen Gesicht, erhöhter Irritabilität, und einem gestörten Essverhalten. Das Kind wirkt insgesamt traurig und entwickelt ein selbststimulierendes Verhalten. Dabei besonders auffällig sind beispielsweise Jactatio capitis oder exzessives Daumenlutschen; auch kann genitale Selbstmanipulation früh einsetzen. Das Spielverhalten zeichnet sich durch mangelnde Kreativität oder verminderte Ausdauer aus. Auch kann das Kleinkind eine generelle Spielunlust oder eine generell mangelnde Phantasie entwickeln.

Vorschulkinder zeigen ein trauriges Gesicht und eine verminderte Mimik und Gestik. Sie sind leicht irritierbar und stimmungslabil. Sie können sich nicht freuen, und zeigen introvertiertes oder aggressives Verhalten. Sie sind weniger an motorischer Aktivität interessiert und können stark an Gewicht ab- oder zunehmen. Auch können sie eine Schlafstörung entwickeln. Sie können dann nicht ein- oder durchschlafen oder haben Albträume.

Schulkinder können meist schon verbal über ihre Traurigkeit berichten. Zusätzlich können sie Suizidgedanken und Schulleistungsstörungen entwickeln. Auch können sie Befürchtungen entwickeln, von ihren Eltern nicht genügend beachtet zu werden.

Jugendliche in der Pubertät zeigen häufig ein vermindertes Selbstvertrauen, sind apathisch, haben Ängste und Konzentrationsmängel. Auch Jugendliche können Leistungsstörungen entwickeln und zirkadiane Schwankungen des Befindens zeigen. Auch psychosomatische Störungen können hier Anzeichen für eine Depression sein, wie zum Beispiel Kopf- oder Rückenschmerzen oder Störungen des Verdauungstraktes. Jugendliche zeigen hierbei schon die Kriterien der depressiven Episode, wie sie bei Erwachsenen zu erkennen sind.

Diagnose

Klassifikation nach ICD-10 F32.0 Leichte depressive Episode (Der Patient fühlt sich krank und sucht ärztliche Hilfe, kann aber trotz Leistungseinbußen seinen beruflichen und privaten Pflichten noch gerecht werden, sofern es sich um Routine handelt.)

F32.1 Mittelgradige depressive Episode (Berufliche oder häusliche Anforderungen können nicht mehr oder – bei Tagesschwankungen – nur noch zeitweilig bewältigt werden).

F32.2 Schwere depressive Episode ohne psychotische Symptome (Der Patient bedarf ständiger Betreuung. Eine Klinik-Behandlung wird notwendig, wenn das nicht gewährleistet ist).

F32.3 Schwere depressive Episode mit psychotischen Symptomen (Wie F.32.2, verbunden mit Wahngedanken, z. B. absurden Schuldgefühlen, Krankheitsbefürchtungen, Verarmungswahn u. a.).

F32.8 Sonstige depressive Episoden

F32.9 Depressive Episode, nicht näher bezeichnet

ICD-10 online (WHO-Version 2013)

Da die Depression eine sehr häufige Störung ist, sollte sie bereits vom Hausarzt erkannt werden, was aber nur in etwa der Hälfte aller Fälle gelingt. Manchmal wird die Diagnose erst von einem Psychiater, von einem Arzt für Psychosomatische Medizin und Psychotherapie oder von einem psychologischen Psychotherapeuten gestellt. Wegen der besonderen Schwierigkeiten der Diagnostik und Behandlung von Depressionen im Kindesalter sollten Kinder und Jugendliche mit einem Verdacht auf eine Depression grundsätzlich einem Kinder- und Jugendlichenpsychiater oder Kinder- und Jugendlichenpsychotherapeuten vorgestellt werden.

Verbreitete Verfahren zur Einschätzung des Schweregrades einer depressiven Episode sind die Hamilton-Depressionsskala (HAMD), ein Fremdbeurteilungsverfahren, das Beck-Depressions-Inventar (BDI), ein Selbstbeurteilungsverfahren, und das Inventar depressiver Symptome (IDS), welches in einer Fremd- und einer Selbstbeurteilungsversion vorliegt.

Mitunter wird eine Depression von einer anderen Erkrankung überdeckt und nicht erkannt. Eine Depression kann sich auch vorwiegend durch körperliche Symptome – oft Schmerzen – äußern und wird dann als „larvierte Depression" bezeichnet (die Depression versteckt sich hinter den körperlichen Symptomen wie hinter einer Larve).

In der ICD-10 fallen Depressionen unter den Schlüssel F32.- und werden als „depressive Episode" bezeichnet. Im Falle sich wiederholender Depressionen werden diese unter F33.- klassifiziert, bei Wechsel zwischen manischen und depressiven Phasen unter F31.-. Die ICD-10 benennt drei typische Symptome der Depression: depressive Stimmung, Verlust von Interesse und Freude sowie eine erhöhte Ermüdbarkeit. Für die Diagnose leichter und mittlerer Episoden schreibt die ICD-10 wenigstens zwei dieser typischen Symptome (in Verbindung mit zwei bzw. mindestens drei weniger typischen Symptomen) vor, für schwere Episoden müssen alle drei typischen Symptome vorhanden sein (zusätzlich wenigstens vier weniger typische Symptome). Eine ähnliche Einteilung nach dem Schweregrad der Störung (in major depressive disorder und minor depressive disorder) ist in der amerikanischen Literatur und Klassifikation DSM-IV-TR üblich.

Für Kinder und Jugendliche gelten die gleichen Diagnoseschlüssel wie für Erwachsene. Allerdings kann bei Kindern eine ausgesprochene Verleugnungstendenz vorliegen, und sie können große Schamgefühle haben. In einem solchen Fall kann Verhaltensbeobachtung und die Befragung der Eltern hilfreich sein. Hierbei wird häufig auch die familiäre Belastung in Hinblick auf depressive Störungen sowie anderen Störungen exploriert. Im Zusammenhang mit Depression wird oft eine Anamnese des Familiensystems nach Beziehungs- und Bindungsstörungen sowie frühkindlichen Deprivationen oder auch seelischen, körperlichen und sexuellen Misshandlungen erstellt.

Zu den weiteren diagnostischen Schritten kann auch eine Befragung der Schule oder des Kindergartens hinsichtlich der Befindlichkeit des Kindes oder Jugendlichen zählen. Häufig wird auch eine orientierende Intelligenzdiagnostik durchgeführt, welche eine eventuelle Über- oder Unterforderung aufdecken soll. Spezifische Testverfahren für Depression im Kindes- und Jugendalter sind das Depressions-Inventar für Kinder und Jugendliche (DIKJ) von J. Stiensmeier-Pelster, M. Schürmann und K. Duda und der Depressions-Test für Kinder (DTK) von P. Rossmann.

Ausschlussdiagnosen
Perniziöse Anämie, Vitamin-B12-Mangel
Erkrankung der Schilddrüse
sonstige Anämie
Fruktosemalabsorption

Verbreitung und Epidemiologie

Die Depression ist die am häufigsten auftretende psychische Störung. Das deutsche Bundesgesundheitsministerium schätzt, dass in Deutschland vier Millionen Menschen von einer Depression betroffen sind und dass gut zehn Millionen Menschen bis zum 65. Lebensjahr eine Depression erlitten haben. Aber die Zahlen schwanken. Das hängt zum einen mit der hohen Dunkelziffer zusammen (viele Depressionen werden nicht als solche erkannt) und zum anderen mit der Definition der Störung. Der britische NHS erklärt in einer groß angelegten Informationskampagne hingegen, dass fast jeder Mensch in seinem Leben mindestens einmal an Depression leide. Diese Kampagne richtet sich insbesondere an Männer, die sich ihrer Störung meist schämen, diese verheimlichen und so nicht die nötige Hilfe erhalten.

Bei Frauen werden Depressionen im Durchschnitt doppelt so oft wie bei Männern diagnostiziert. Früher ging man von einer verstärkten genetischen Disposition von Frauen zur Depression aus. Heute weiß man jedoch, dass Männer genau so häufig von einer Depression betroffen sind, diese aufgrund der unterschiedlichen Symptomatik oft jedoch nicht richtig diagnostiziert wird.

Eine reine Depression im Kindesalter ist selten. Bei Vorschulkindern beträgt sie weniger als 1 % und steigt bei Schulkindern auf 2–3 %. Bei Jugendlichen wird eine Häufigkeit von 7–13 % angegeben. Das Geschlechterverhältnis ändert sich in der Adoleszenz von einem Übergewicht bei Jungen vor der Pubertät zur Dominanz bei Mädchen ab dem zwölften Lebensjahr. Bei diesen Zahlen muss allerdings berücksichtigt werden, dass eine Diagnose vor allem im Vorschulalter sehr schwierig ist. Es treten häufige Komorbiditäten auf.

Entwicklung

Die Krankheitslast durch Depressionen, etwa in Form von Arbeitsunfähigkeiten, stationären Behandlungen und Frühverrentungen, ist in Deutschland in den letzten Jahren stark angestiegen. Dies entspricht einem weltweiten Trend, über dessen Gründe noch diskutiert wird. Es wird angenommen, dass sich die tatsächliche Krankheitshäufigkeit deutlich weniger gravierend verändert hat und das vermehrte Auftreten durch eine bessere Erkennung und weniger Stigmatisierung von Menschen mit psychischen Störungen herrührt. Auch die mit der Zeit niedrigschwelliger gewordenen Diagnose-Kriterien für eine psychische Störung werden als Teilursache kritisch diskutiert. Ergebnisse von

Langzeitstudien sprechen jedoch auf der anderen Seite eher für einen echten Anstieg, der mit verschiedenen gesellschaftlichen Einflussfaktoren in Zusammenhang gebracht wird. Auch in Deutschland scheinen nach Krankenkassendaten jüngere Generationen gefährdeter zu sein, im Laufe ihres Lebens eine psychische Störung zu erleiden.

Unterschiedliche Formen

Die älteren Bezeichnungen unterscheiden zwischen endogener Depression (endogen bedeutet innen entstanden; infolge veränderter Stoffwechselvorgänge im Gehirn; im klinischen Alltag als eine Form der affektiven Psychose bezeichnet), die ohne erkennbare Ursache auftritt (und bei der auch eine genetische Mitverursachung vermutet wird), neurotische Depression – oder auch Erschöpfungsdepression – (verursacht durch länger andauernde belastende Erfahrungen in der Lebensgeschichte) und reaktive Depression – als Reaktion auf ein aktuell belastendes Ereignis.

Gegenwärtig ist das deskriptiv (beschreibend) ausgerichtete Diagnose-Schema nach ICD-10 in der psychiatrischen Wissenschaft verbindlich. Es trennt lediglich zwischen depressiven Episoden und rezidivierenden depressiven Störungen. Die Schwere der Depression wird mit leichte, mittelgradige und schwere depressive Episode unterschieden, letztere noch nach mit und ohne psychotische Symptome differenziert (siehe auch: Diagnose). Dysthymia ist die chronische Form einer depressiven Verstimmung, die nicht alle diagnostischen Kriterien für das Vollbild der Depression erfüllt. Nach ICD-10 Diagnose-Schema wird die chronische Depression nach Schwere und Dauer eingestuft in Dysthymie oder rezidivierende Depression. Hier ist die DSM-IV genauer, da zu bestehenden chronischen depressiven Verstimmungen noch phasenweise zusätzliche Depressionen hinzukommen können. Innerhalb der DSM-IV wird dies dann „double depression" genannt.

Depressive Reaktion (ICD-10) ist die frühere reaktive Depression.

Bei der selteneren bipolaren affektiven Störung empfindet der Patient im Wechsel Depressionen und Manie oder Hypomanie. Die frühere Bezeichnung dieses Krankheitsbildes lautete manisch-depressive Erkrankung. Auch hier ist der Begriff „affektive Psychose" noch gebräuchlich. In abgeschwächter, aber über Jahre sich hinziehender Ausprägung werden diese bipolaren Schwankungen Zyklothymia genannt.

Die Winterdepression ist eine saisonal auftretende Form, für die ein Mangel an Sonnenlicht ursächlich zu sein scheint.

Die Bezeichnung Altersdepression ist irreführend, da sich eine depressive Episode im Alter nicht von der in jungen Jahren unterscheidet. Allerdings zeigen sich bei Älteren häufiger Depressionen als bei Jüngeren.

Die Schwangerschaftsdepression kommt häufig aufgrund einer Anpassungsstörung während der Schwangerschaft zustande.

Bei etwa 10 bis 15 % der Frauen kommt es nach einer Geburt zu einer postpartalen Depression.

Anaklitische Depression

Eine Sonderform der Depression ist die anaklitische Depression (Anaklise = Abhängigkeit von einer anderen Person) bei Babys und Kindern, wenn diese allein gelassen oder vernachlässigt werden. Die anaklitische Depression äußert sich durch Weinen, Jammern, anhaltendes Schreien und Anklammern und kann in psychischen Hospitalismus übergehen.

Somatisierte Depression

Die somatisierte ($\neq$somatische) Depression (auch maskierte bzw. larvierte Depression genannt) ist eine Depression, bei der körperliche Beschwerden das Krankheitsbild prägen. Die depressive Symptomatik bleibt unterschwellig. Beschwerdeschilderungen sind Rückenschmerzen, Kopfschmerzen, Beklemmungen in der Brustregion, Schwindelempfindungen und vieles mehr. Die unterschiedlichsten körperlichen Empfindungen können „Präsentiersymptome" einer Depression werden. Die Häufigkeit der maskierten Depression in der Hausarztpraxis kann bis 14 % betragen (jeder siebte Patient).

Organische Depression

Organische Depression nennt man depressive Symptome, die durch eine körperliche Erkrankung hervorgerufen werden (z. B. durch eine Hypothyreose), durch Schilddrüsenfunktionsstörungen, Hypophysen- oder Nebennierenerkrankungen oder Frontalhirnsyndrom. Nicht zur organischen Depression zählen Depressionen im Gefolge von hormonellen Umstellungen, z. B. nach der Schwangerschaft oder in der Pubertät.

Agitierte Depression

Die zur depressiven Symptomatik gehörende innere Unruhe kann gelegentlich so gesteigert sein, dass eine Erscheinungsform entsteht, die agitierte Depression genannt wird. Der Patient wird getrieben von einem rastlosen Bewegungsdrang, der ins Leere läuft. Zielgerichtete Tätigkeiten sind nicht mehr möglich. Der Kranke geht umher, kann nicht still sitzen und kann auch Arme und Hände nicht still halten, was häufig mit Händeringen und Nesteln einhergeht. Auch das Mitteilungsbedürfnis ist gesteigert und führt zu ständigem, einförmigen Jammern und Klagen. Die agitierte Depression tritt bei älteren Menschen vergleichsweise häufiger auf als in jüngerem und mittlerem Alter.

Atypische Depression

„Atypisch" bezieht sich dabei auf die Abgrenzung zur endogenen Depression und nicht auf die Häufigkeit dieses Erscheinungsbildes einer Depression. Etwa 15–40 % aller depressiven Störungen sind „atypische Depressionen". In einer aktuellen Studie aus Deutschland betrug der Anteil atypischer Depressionen 15,3 %. Patienten mit atypischer Depression hatten im Vergleich zu den anderen depressiven Patienten eine höhere Wahrscheinlichkeit, an somatischen Angstsymptomen, somatischen Symptomen, Schuldgedanken, Libidostörungen, Depersonalisation und Misstrauen zu leiden.

Spät-/Involutionsdepression

Diese Form wird in der aktuellen ICD-10 nicht mehr geführt, ist aber als Diagnose immer noch relevant. Sie bezeichnet eine Depression, die erstmalig nach dem 45. Lebensjahr auftritt und deren Prodomalphase deutlich länger ist als bei den Depressionen mit früherem Beginn. Frauen sind von der Spätdepression häufiger betroffen als Männer. Sie unterscheidet sich u.a. zu früher auftretenden Depressionen durch ihre längere Phasendauer, mehr paranoide und hypochondrische Denkinhalte, eine relative Therapieresistenz sowie die erhöhte Suizidgefahr. Hiervon zu unterscheiden ist noch die Altersdepression, die nach dem 60. Lebensjahr erstmals auftritt, mittlerweile als solche aber auch nicht mehr in der ICD-10 erwähnt wird. Der Begriff bleibt allerdings relevant, da sie häufig mit einer beginnenden Demenz verwechselt wird.

Ursachen

Die Ursachen depressiver Störungen sind komplex und nur teilweise verstanden. Es wird von einem Zusammenwirken mehrerer Ursachen ausgegangen. Es werden sowohl biologische Faktoren wie Prädispositionen, Persönlichkeit und Persönlichkeitsentwicklung in der Adoleszenz und somit individuelle kognitive Verarbeitungsmuster als auch aktuelle, belastende Ereignisse als Auslöser angesehen.

Genetische Ursachen

Familien-, Zwillings- und Adoptionsstudien belegen eine genetische Disposition für Depression. Zwillingsstudien zeigen, dass im Vergleich zu Effekten der gemeinsamen familiären Umgebung genetischen Faktoren eine entscheidende Bedeutung zukommt. So sei das Risiko für Kinder, bei denen ein Elternteil depressiv erkrankt ist, bei 10–15 %, ebenfalls zu erkranken, und bei vorhandener Erkrankung beider Elternteile bei 30–40 %.

Die Zwillingsstudien zeigen umgekehrt auch, dass die genetische Komponente nur ein Teilfaktor ist. Selbst bei identischer genetischer Ausstattung (eineiige Zwillinge) erkrankt der Zwillingspartner des depressiven Patienten in weniger als der Hälfte der Fälle. Beim Entstehen einer Depression spielen immer auch Umweltfaktoren eine Rolle. Darüber, wie die mögliche genetische Grundlage der Depression allerdings aussehen könnte, besteht keine Einigkeit. Einvernehmen herrscht nur darüber, dass es ein isoliertes „Depressions-Gen" nicht gibt.

Zu bedenken ist, dass zwischen genetischen Faktoren und Umweltfaktoren komplizierte Wechselbedingungen (Genom-Umwelt-Kovarianz) bestehen können. So können genetische Faktoren z. B. bedingen, dass ein bestimmter Mensch durch eine große Risikobereitschaft sich häufig in schwierige Lebenssituationen manövriert. Umgekehrt kann es von genetischen Faktoren abhängen, ob ein Mensch eine psychosoziale Belastung bewältigt oder depressiv erkrankt.

Konkrete genetische Befunde bei der unipolaren Depression

Ein wesentlicher genetischer Vulnerabilitätsfaktor für das Auftreten einer Depression wird in einer Variation in der Promotorregion des Serotonin-Transportergens 5-HTTLPR vermutet.

5-HTTLPR steht dabei für Serotonin (5-HT) Transporter (T) Length (L) Polymorphic (P) Region (R). Das Gen befindet sich auf dem Chromosom 17q11.1–q12. Es kommt in der Bevölkerung in unterschiedlichen Formen vor (sogenannter „unterschiedlicher Längenpolymorphismus" mit einem sogenannten „kurzen" und einem „langen Allel"). Träger des kurzen Allels reagieren empfindsamer auf psychosoziale Stressbelastungen und haben damit ein unter Umständen doppelt so großes Risiko (Disposition), an einer Depression zu erkranken, wie die Träger des langen Allels. Zudem soll das Gen für den Serotonin-Transporter auch die Entwicklung und die Funktion eines wichtigen Emotionsschaltkreises zwischen Amygdala (Mandelkern) und dem vorderen subgenualen cingulären Cortex beeinflussen. Dabei wird diskutiert, dass bei den Trägern des kurzen Allels die physiologische „Bremsfunktion" des Gyrus cinguli (Gürtelwindung) auf die stressbedingten „negativen" Angstgefühle in den Mandelkernen nicht ausreichend stattfinden kann. Da die negativen Gefühle somit nicht ausreichend gedämpft werden können, komme es schließlich zu einer depressiven Stimmung (vgl. auch Imaging Genetics).

In einer Meta-Analyse, die im Juni 2009 im Journal of the American Medical Association erschienen ist, wurden die Daten von mehr als 14.000 Menschen aus 14 zuvor veröffentlichten Studien auf diesen Zusammenhang hin untersucht. Insgesamt konnte kein erhöhtes Risiko für depressive Erkrankungen mit der Ausprägung des Serotonintransportergens 5-HTTLPR in Zusammenhang gebracht werden. Auch wenn die Anzahl der schweren Lebensereignisse der Menschen mit dem Genotyp kombiniert wurde, gab es keinen statistisch signifikanten Zusammenhang. Insbesondere konnten die Funde von Avshalom Caspi, 2003 in Science publiziert, nicht repliziert werden. Er und seine Kollegen waren zu dem Ergebnis gekommen, dass mit einer zunehmenden Anzahl von Short-Allelen (also LL < LS/SL < SS) das Erkrankungsrisiko mit der Anzahl der Lebensereignisse weiter steigt. Von den 13 anderen analysierten Studien haben zwei den gegenteiligen Effekt gefunden, also ein verringertes Erkrankungsrisiko bei Short-Allelen, fünf keinen Effekt, drei den Effekt nur bei Frauen oder Trägern des SS-Polymorphismus und zwei den Effekt wie von Caspi und Kollegen berichtet. Diese Ergebnisse sprechen gegen einen Zusammenhang zwischen dem Serotonintransportergen und depressiven Erkrankungen, während die Anzahl der schweren Lebensereignisse allein bei den über 14.000 Menschen das Erkrankungsrisiko signifikant beeinflusste.

Weitere Kandidatengene, die mit dem Auftreten von Depressionen in Verbindung gebracht werden, codieren Enzyme bzw. Rezeptoren, die ebenfalls vor allem im Serotoninstoffwechsel eine wichtige Funktion innehaben: hierzu gehören der Serotoninrezeptor 2A (5-HT2A), die Tyrosinhydroxylase (TH) und die Tryptophanhydroxylase 1 (TPH1). Auch die Catechol-O-Methyltransferase (COMT; katecholaminabbauendes Enzym) scheint mit dem Auftreten von Depressionen verbunden zu sein.

Neurobiologische Faktoren

Als gesichert gilt, dass bei jeder bekannten Form der Depression das serotonale und/oder noradrenale System gestört ist, das heißt, der

Spiegel dieser Neurotransmitter ist zu hoch oder zu niedrig, oder die Resorption/Reizbarkeit der Synapsen ist verändert. Gelegentlich wird, vor allem in den USA, die Kritik an den Werbestrategien der Pharmaindustrie mit Zweifeln an den gängigen Neurotransmitterhypothesen der Depression verknüpft.

Depression als Ausdruck von Fehlanpassung an chronischen Stress

Chronischer Stress führt über eine andauernde Stimulation der Hypothalamus-Hypophysen-Nebennieren-Achse (HHN-Achse) zu einer übermäßigen Ausschüttung von Glucocorticoiden ins Blut. Bei Depressiven lassen sich überhöhte Mengen des Stresshormons Cortisol im Blut und Urin nachweisen. Deshalb wurde schon früh ein Zusammenhang zwischen dem Auftreten von Depressionen und Stress vermutet.

Die Steuerung der Glucocorticoidsekretion erfolgt zentral durch die parvozellulären neurosekretorischen Neuronen aus dem Nucleus paraventricularis des Hypothalamus. Das Corticotropin Releasing Hormone (CRH), welches von diesen Neuronen gebildet wird, stimuliert zunächst die Bildung und Ausschüttung des adrenocorticotropen Hormons (ACTH) aus der Adenohypophyse. ACTH führt über eine Aktivierung der Nebennierenrinde zu einer

Ausschüttung von Gluco- und Mineralocorticoiden. Die bei Depressionen beschriebene Dysregulation der HHN Achse zeigt sich in einer erhöhten basalen Sekretion von ACTH und Cortisol, in einer verminderten Suppression von Cortisol im Dexamethason-Hemmtest und in einer verminderten ACTH-Sekretion nach Gabe von CRF.

Relativ neu ist die Erkenntnis, dass durch die erhöhte Ausschüttung von Glucocorticoiden bei Stress empfindliche Regionen des Gehirns selbst modifiziert bzw. längerfristig auch geschädigt werden können (Allostase). Besonderes Interesse findet in diesem Zusammenhang in der neueren Forschung der zum limbischen System gehörende Hippocampus. Störungen der kognitiven Verarbeitungsprozesse bzw. der Gedächtnisleistungen, wie sie auch bei Depressionen vorkommen, lassen sich funktionell dieser Formation zuordnen. Sie korrelieren mit einer erhöhten Konzentration von Glucocorticoiden in dieser Region als Folge von chronischen Stresseinflüssen. Glucocorticoide scheinen dabei verantwortlich zu sein für die z. B. deutliche „Ausdünnung" von Dendriten in den Pyramidenneuronen dieser Formation (Regression der apikalen Dendriten in der CA3 Region). Wie neuere MRT-Untersuchungen zeigen, kann es bei Depressionen aufgrund dieser Veränderungen zu einer (rechtsbetonten) Volumenreduktion des Hippocampus kommen.

Der Hippocampus gehört – neben dem Bulbus olfactorius – zu den einzigen Regionen des Nervensystems, die in der Lage sind, von sich aus wieder neue Nervenzellen zu bilden. Auch diese Fähigkeit zur Neurogenese scheint durch die schädigende Wirkung der Glucocorticoide im Stress bei Depressionen beeinträchtigt zu sein.

Die beschriebenen Veränderungen bei Depressionen gelten andererseits gerade wegen der Fähigkeit des Hippocampus zur Regeneration wiederum als reversibel. Sie lassen sich durch Gabe bestimmter Medikamente (wie z. B. Lithium und bestimmter Antidepressiva) positiv beeinflussen.

Transmittersysteme wie das Serotonin- oder Noradrenalinsystem haben im Hinblick auf die Genese von Depressionen nach neueren Erkenntnissen vor allem eine modulierende Wirkung auf emotional gefärbte psychosoziale Stressreaktionen. Dabei wird z. B. durch einen reduzierten Serotoninmetabolismus die adäquate biologische Bewältigung der (Stress-)Gefühle Angst und Aggression beeinträchtigt. Man geht inzwischen davon aus, dass aufgrund mangelnder Serotonin-Transporter in den Bahnen zwischen limbischen und kortikalen Zentren infolge einer kurzen Variante des Serotonin-Transporter-Gens – im Sinne einer „gene-by-environment interaction" – die Verarbeitungsmöglichkeit für sozial emotionale Stressreaktionen herabgesetzt ist. Dies führt über eine stressbedingte erhöhte Erschöpfbarkeit zur Entwicklung einer depressiven Stimmung. Auch die Stimulierung der CRF-Ausschüttung im Stress wird über serotonerge Bahnen geregelt.

Unterschiedliche Stressoren können den Sphingolipid-Metabolismus aktivieren und zu einer erhöhten Bildung des Membranlipids Ceramid führen. Im Tiermodell verursacht Ceramid ein depressionsähnliches Verhalten und eine reduzierte hippokampale Neurogenese. Die Reduktion von Ceramid im Gehirn ist damit ein neues therapeutisches Ziel. Tatsächlich bewirken Antidepressiva wie Fluoxetin oder Amitriptylin ihre Effekte im Tiermodell über eine Reduktion des Ceramid synthetisierenden Enzyms Saure Sphingomyelinase (Acid Sphingomyelinase, ASM). Funktionelle Hemmer der ASM (FIASMAs) könnten daher ganz allgemein antidepressive Effekte entfalten.

Im Zusammenhang mit den aktuellen Erklärungsmodellen zur Genese von Depressionen beschäftigt sich die pharmakologische Forschung bei der Suche nach neuen wirksamen Substanzen zur Angst- und Depressionsbehandlung mit der Wirkung der CRF-Typ 1-Antagonisten (wie Astressin, Antalarmin).

Das Erklärungsmodell von Depressionen als Fehlanpassung bei chronischen Stresseinflüssen rechtfertigt vielfältige therapeutische Einflussmöglichkeiten vor allem auf die subjektiv dispositionellen Faktoren von Stresserleben und Stressbewältigung. Im Vordergrund steht dabei allgemein die Stärkung der Resilienz einer Person.

Erlernte Hilflosigkeit

Nach Seligmans Depressionsmodell werden Depressionen durch Gefühle der Hilflosigkeit bedingt, die auf unkontrollierbare, aversive Ereignisse folgen. Entscheidend für die erlebte Kontrollierbarkeit von Ereignissen sind die Ursachen, auf die die Person ein Ereignis zurückführt. Nach Seligman führt die Ursachenzuschreibung unangenehmer Ereignisse auf internale, globale und stabile Faktoren zu Gefühlen der Hilflosigkeit, die wiederum zu Depressionen führen. Mittels Seligmans Modell lässt sich die hohe Komorbidität zu Angststörungen erklären: Allen Angststörungen ist gemein, dass die Personen ihre Angst nicht oder sehr schlecht kontrollieren können, was zu

Hilflosigkeits- und im Verlauf der Störung auch zu Hoffnungslosigkeitserfahrungen führt. Diese wiederum sind, laut Seligman, ursächlich für die Entstehung von Depressionen.

Kognitionen als Ursache

Im Zentrum von Becks Depressionsmodell stehen kognitive Verzerrungen der Realität durch den Depressiven. Ursächlich dafür sind, laut Beck, negative kognitive Schemata oder Überzeugungen, die durch negative Lebenserfahrungen ausgelöst werden. Kognitive Schemata sind Muster, die sowohl Informationen beinhalten als auch zur Verarbeitung von Informationen benutzt werden und somit einen Einfluss auf Aufmerksamkeit, Enkodierung und Bewertung von Informationen haben. Durch Benutzung dysfunktionaler Schemata kommt es zu kognitiven Verzerrungen der Realität, die im Falle der depressiven Person zu pessimistischen Sichtweisen von sich selbst, der Welt und der Zukunft führen (negative Triade). Als typische kognitive Verzerrungen werden u. a. willkürliche Schlüsse, selektive Abstraktion, Übergeneralisierungen und Über- oder Untertreibungen angesehen. Die kognitiven Verzerrungen verstärken rückwirkend die Schemata, was zu einer Verfestigung der Schemata führt. Unklar ist jedoch, ob kognitive

Fehlinterpretationen, bedingt durch die Schemata, die Ursache der Depression darstellen oder ob durch die Depression kognitive Fehlinterpretationen erst entstehen.

Depression im Konzept der emotionalen Intelligenz

Die Apologeten des Konzepts der emotionalen Intelligenz stehen Aaron T. Beck nahe, gehen aber darüber hinaus. Daniel Goleman sieht bei depressiven Teenagern zwei folgenreiche emotionale Defizite: Erstens zeigen diese, wie auch Beck beschreibt, eine Tendenz, Wahrnehmungen negativ, also depressionsverstärkend, zu interpretieren. Zweitens fehlt ihnen aber auch ein solides Können in der Handhabung zwischenmenschlicher Beziehungen (Eltern, Peergroup, Sexualpartner). Kinder, die depressive Neigungen haben, ziehen sich bereits in sehr jungem Alter zurück, weichen Sozialkontakten aus und verpassen dadurch soziales Lernen, das sie später nur noch schwer nachholen können. Goleman beruft sich u. a. auf eine Studie, die Psychologen der University of Oregon in den 1990er Jahren an einer High School in Oregon durchgeführt haben.

Verstärkerverlust

Nach dem Depressionsmodell von Lewinsohn, das auf der operanten Konditionierung der behavioristischen Lerntheorie beruht, entstehen Depressionen aufgrund einer zu geringen Rate an unmittelbar mit dem Verhalten verbundener Verstärkung. Nach Lewinsohn hängt die Menge positiver Verstärkung von der Anzahl verstärkender Ereignisse, von der Menge verfügbarer Verstärker und von den Verhaltensmöglichkeiten einer Person ab, sich so zu verhalten, dass Verstärkung möglich ist.

Psychodynamische Ansätze

In der Psychoanalyse gilt die Depression unter anderem als eine gegen sich selbst gerichtete Aggression. Als psychische Ursachen für die Depression werden, besonders von psychoanalytisch orientierten Psychiatern wie Heinz Kohut, Donald W. Winnicott und im Anschluss Alice Miller, auch dysfunktionale Familien beschrieben. Hier sind die Eltern mit der Erziehungsarbeit überfordert, und von den Kindern wird erwartet, dass sie die Eltern glücklich machen, zumindest aber problemlos „funktionieren", um das fragile familiäre System nicht aus dem Gleichgewicht zu bringen. Besonders Kinder, die auf solch eine Überforderung mit der bedingungslosen Anpassung an die familiären Bedürfnisse reagieren, sind später depressionsgefährdet. Als handlungsleitendes Motiv kann nun das ständige Erfüllen von

Erwartungen entstehen. Die so entstandenen Muster können lange auf einer latenten Ebene bleiben und beispielsweise durch narzisstische Größenphantasien oder ein Helfersyndrom kompensiert werden. Das narzisstische Über-Ich verzeiht die Ohnmacht nicht: Wenn die Überforderung ein nicht mehr erträgliches Maß erreicht, wird aus der latenten eine manifeste Depression (vgl. Erlernte Hilflosigkeit).

Sozialwissenschaftliche Erklärungstheorien zur Depressionsentstehung

Psychosoziale Faktoren

Ungünstige Lebensumstände (Arbeitslosigkeit, körperliche Erkrankung, geringe Qualität der Partnerschaft, Verlust des Partners) können eine depressive Episode auslösen, sofern die genetische Disposition besteht. Wahrscheinlicher ist jedoch, dass, nachdem eigengesetzlich bereits einmal eine depressive Episode mit Störung der Neurotransmitter aufgetreten war, erneute depressive Episoden gebahnt sind, d. h. psychische Belastungen stoßen eine präformierte Neurotransmitter-Entgleisung an.

Häufig nennt der Patient als Ursache seiner Störung vorhandene, zum Teil schon sehr lange bestehende Konflikte. Seien die behoben, wäre er wieder gesund. In der Regel verwechselt der

Patient dabei Ursache und Wirkung. Nach Abklingen der depressiven Episode wird die Belastung wie schon vorher ertragen und bewältigt, ja meist gar nicht mehr als Belastung bezeichnet und als Gegebenheit akzeptiert.

Bei Personen mit einem genetisch bedingten Risiko können belastende Ereignisse wie etwa Armut Depressionen auslösen (dies ist ein Beispiel für eine Genotyp-Umwelt-Interaktion).

Brown und Harris (1978) berichteten in ihrer als Klassiker geltenden Studie an Frauen aus sozialen Brennpunkten in London, dass Frauen ohne soziale Unterstützung ein besonders hohes Risiko für Depressionen aufweisen. Viele weitere Studien haben seitdem dieses Ergebnis gestützt. Menschen mit einem kleinen und wenig unterstützenden sozialen Netzwerk werden besonders häufig depressiv. Gleichzeitig haben Menschen, die erst einmal depressiv geworden sind, Schwierigkeiten, ihr soziales Netzwerk aufrechtzuerhalten. Sie sprechen langsamer und monotoner und halten weniger Augenkontakt, zudem sind sie weniger kompetent beim Lösen interpersonaler Probleme.

Depression als Ausdruck einer sozialen Gratifikationskrise

Der Medizinsoziologe Johannes Siegrist hat auf der Grundlage umfangreicher empirischer Studien das Modell der Gratifikationskrise (verletzte soziale Reziprozität) zur Erklärung des Auftretens zahlreicher Stresserkrankungen (wie Herz-/Kreislauf-Erkrankungen, Depression) vorgeschlagen.

Gratifikationskrisen gelten als großer psychosozialer Stressfaktor. Sie können vor allem in der Berufs- und Arbeitswelt, aber auch im privaten Alltag (z. B. in Partnerbeziehungen) als Folge eines erlebten Ungleichgewichtes von wechselseitigem Geben und Nehmen auftreten. Sie äußern sich in dem belastenden Gefühl, sich für etwas engagiert eingesetzt oder verausgabt zu haben, ohne dass dies gebührend gesehen oder gewürdigt wurde. Oft sind solche Krisen mit dem Gefühl des Ausgenutztseins verbunden. In diesem Zusammenhang kann es zu heftigen negativen Emotionen kommen. Dies wiederum kann bei einem Andauern auch zu einer Depression führen.

Sozial bedingte Ungleichheit von Gesundheitschancen

Depressionen bei Kindern als Folge elterlicher Depressionen

Eine Depression bei einem Familienmitglied wirkt sich auf Kinder aller Altersgruppen aus. Elterliche

Depression ist ein Risikofaktor für zahlreiche Probleme bei den Kindern, jedoch insbesondere für Depressionen. Viele Studien haben die negativen Folgen der Interaktionsmuster zwischen depressiven Müttern und ihren Kindern belegt. Bei den Müttern wurde mehr Anspannung und weniger verspielte, wechselseitig belohnende Interaktion mit den Kindern beobachtet. Sie zeigten sich weniger empfänglich für die Emotionen ihres Kindes und weniger bestätigend im Umgang mit dessen Erlebnissen. Außerdem boten sich den Kindern Gelegenheiten zum Beobachten depressiven Verhaltens und depressiven Affektes.

Evolutionsbiologische Theorien zur Depressionsentstehung

Die Neigung zu Depressionen ist weltweit so häufig, dass aus evolutionsbiologischer Sicht eine ehemals adaptive Funktion wahrscheinlicher ist als die isolierte Bedeutung als Krankheitsgeschehen. Eine früher vorteilhafte Reaktionsweise kann unter heutigen Lebensbedingungen theoretisch völlig irrelevant sein, d. h. die jeweilige Veranlagung nur noch als Krankheit oder Störung zu Tage treten. In der Diskussion ist aber durchaus, ob Depressionen nicht auch heute noch eine Funktion haben, die evtl. aufgrund des aktuell dominierenden Fokus auf den Krankheitswert zu wenig wahrgenommen wird.

Stevens und Price sehen aufgrund von Häufigkeit, Symptomatik und sozialem Kontext verschiedene psychische Störungen als einstmals adaptive soziale Reaktionsweisen. Depressionen werden in diesem Zusammenhang als Unterordnungsreaktion auf eine Niederlage betrachtet. Der zu beobachtende Anstieg der Krankheitslast durch Depressionen wird daher mit unseren Lebensbedingungen, speziell gesellschaftlichen Faktoren und Konkurrenz in Verbindung gebracht. Andere Autoren sehen den wesentlichen adaptiven Aspekt in der Handlungshemmung, die mit Depressionen verbunden ist, da diese unter verschiedensten Umweltbedingungen funktional sein kann. Diese breitere Interpretation steht im Einklang mit der Tatsache, dass Depressionen vielerlei ganz unterschiedliche Auslöser haben, d. h. als psychische Reaktion, als Reaktion auf körperliche Erkrankung sowie als Lichtmangelreaktion auftreten können.

Die evolutionsbiologischen Theorien zur Depressionsentstehung werden wissenschaftlich diskutiert, sind aber bisher nicht in Konzepte für die Prävention und/oder Therapie von Depressionen eingemündet.

Physiologische Ursachen

Ein biogener Auslöser ist der Mangel an Tageslicht. Bei der so genannten saisonalen (auch: Winter- oder Herbstdepression) treten durch zu wenig Sonnenlicht regelmäßig über die Wintermonate depressive Symptome auf, die im Frühjahr wieder abklingen.

Krankheitserreger als Ursache

Auch chronische Infektionen mit Krankheitserregern wie Streptokokken oder auch Bornaviren stehen im wissenschaftlichen Verdacht, Depressionen auslösen zu können. Die depressiven Syndrome auf schwere Infektionen oder andere schwere Erkrankungen werden nach heutigem Kenntnisstand durch Entzündungsprozesse und die dabei wirksamen Zytokine vermittelt und als „sickness behaviour" bezeichnet.

Substanzinduzierte Depressionen

Depressive Syndrome können durch die Einnahme oder das Absetzen von Medikamenten und psychotropen Substanzen verursacht werden. Fast zu jeder in der Medizin eingesetzten Wirkstoffgruppe liegen Einzelfallberichte über eine durch Einnahme ausgelöste depressive Symptomatik vor. Die wichtigste Bedingung der Diagnose einer substanzinduzierten affektiven Störung ist der zeitliche Zusammenhang von

Einnahme oder Absetzen der Substanz und Auftreten der Symptomatik. Die Substanzen, die am häufigsten Symptome einer Depression verursachen können, sind Antikonvulsiva, Benzodiazepine (vor allem nach Entzug), Zytostatika, Glucocorticoide, Interferone, Antibiotika, Lipidsenker, Neuroleptika, Retinoide, Sexualhormone und Betablocker. Die Unterscheidung zwischen einer substanzinduzierten Depression und einer von Medikamenteneinnahme unabhängigen Depression kann schwierig sein. Grundlage der Unterscheidung ist eine durch einen Psychiater erhobene ausführliche Anamnese.

Seit den 1980er Jahren hat die Verwendung von anabolen Steroiden in den Kraft-/Schnellkraftsportarten deutlich zugenommen. Da dies als Doping gilt, ist die Bereitschaft von Sportlern gering, sich beim Absetzen ärztlicher Fürsorge anzuvertrauen. Das Absetzen der Anabolika führt jedoch zu Entzugserscheinungen, die anderem Drogenentzug vergleichbar sind. Bei geringerer Dosierung ist der Abfall des körpereigenen Steroidniveaus vergleichbar mit dem Rückgang, wie dies bei sonst wesentlich älteren Personen häufig anzutreffen ist. Depressionen bei früheren Kraftsportlern mit einer Anabolika-Vergangenheit treten doppelt so häufig wie bei Kraftsportlern ohne früherem

Anabolikagebrauch auf. Die Unterschiede sind hoch signifikant.

Hormonelle Faktoren als Auslöser

Die nichtpathologischen Symptome des „Baby-Blues" werden in der Fachliteratur vollständig auf hormonelle Ursachen zurückgeführt. Mit einer Häufigkeit von ungefähr 10 bis 15 Prozent stellt die postnatale Depression eine häufige Störung nach der Geburt dar. Die Symptome können Niedergeschlagenheit, häufiges Weinen, Angstsymptome, Grübeln über die Zukunft, Antriebsminderung, Schlafstörungen, körperliche Symptome und lebensmüde Gedanken bis hin zur Suizidalität umfassen. Es wird diskutiert, inwiefern hormonelle Einflüsse für ein Auftreten dieser Erkrankung verantwortlich sind. Zum jetzigen Zeitpunkt (Stand 2007) können aber noch keine eindeutigen Aussagen darüber getroffen werden.

Depressionen in der Schwangerschaft

Schwangerschaftsdepression

Nach einer groß angelegten englischen Studie sind circa 10 Prozent aller Frauen von Depressionen während der Schwangerschaft betroffen. Nach einer anderen Studie sind es in der 32. Schwangerschaftswoche 13,5 Prozent. Die Symptome können extrem unterschiedlich sein.

Hauptsymptom ist eine herabgesetzte Stimmung, wobei dies nicht Trauer im engeren Sinn sein muss, sondern von den betroffenen Patienten auch oft mit Begriffen wie „innere Leere", „Verzweiflung" und „Gleichgültigkeit" beschrieben wird. Psychosomatische körperliche Beschwerden sind häufig. Es dominieren negative Zukunftsaussichten und das Gefühl der Hoffnungslosigkeit. Das Selbstwertgefühl ist niedrig. Die depressive Symptomatik in der Schwangerschaft wird oft von schwangerschaftstypischen „Themen" beeinflusst. Dies können etwa Befürchtungen in Bezug auf die Mutterrolle oder die Gesundheit des Kindes sein.

Depression und körperliche Gesundheit

Durch häufig ungesünderen Lebensstil leiden Patienten mit Depressionen vermehrt an Folgen von Rauchen, Bewegungsmangel, Ernährungsfehler und Übergewicht. Zudem gibt es Hinweise darauf, dass unregelmäßige Medikamenteneinnahmen auch ein kardiovaskuläres Risiko darstellen, wodurch eine höhere Anfälligkeit für Schlaganfälle besteht. Dies trifft vor allem für Frauen im mittleren Alter mit einer Major-Depression zu.

Koronare Herzkrankheit

Die Depression selbst ist ein Risikofaktor für die Entwicklung einer koronaren Herzkrankheit. Als Ursachen hierfür kommen Einflüsse der Depression auf die Steuerung der Hormonregulation in der Nebenniere, Einflüsse auf Immunsystem und Hämostase, aber auch ein ungesünderer Lebensstil oder Nebenwirkungen von Antidepressiva in Frage. Bei einem Patienten mit koronarer Herzkrankheit erhöht die Depression wiederum das Risiko auf einen Myokardinfarkt auf das 3-bis 4-fache. Weiterhin zeigen eine Reihe von Studien, dass eine akute Depression bei Myokardinfarkt die Mortalität etwa um das 3-fache steigert. Studien zeigen, dass trotzdem bei Patienten mit Myokardinfarkt die Depression vielfach unbehandelt bleibt. Eine Behandlung der Depression würde günstige Effekte auf die Heilungsaussichten der Patienten haben.

Behandlung

Depressionen können in der Regel gut behandelt werden. In Frage kommen die Psychotherapie, physikalische Maßnahmen oder eine medikamentöse Behandlung mit Antidepressiva. Häufig wird auch eine Kombination aus medikamentöser und psychotherapeutischer Behandlung angewandt.

Bei der Psychotherapie konzentriert sich die Interaktion zwischen Therapeut und Patient auf das Gespräch. Hier können verschiedene Verfahren zum Einsatz kommen (siehe unten). Ausgeführt wird die Psychotherapie von Psychologischen Psychotherapeuten, von Kinder- und Jugendlichenpsychotherapeuten, von ärztlichen Psychotherapeuten, von Heilpraktikern oder von Heilpraktiker für Psychotherapie gemäß § 1 HPG. Häufig erfolgt die Gabe von Antidepressiva durch den Hausarzt oder Psychiater auch vor oder während einer Psychotherapie als begleitende Medikation.

Die psychiatrische oder ärztliche Behandlung ist in der Regel zweigleisig: Führung des Patienten durch das psychiatrische/ärztliche Gespräch (nicht gleichzusetzen mit einer Psychotherapie) und Geben von Antidepressiva. Eine Kombination von Psychotherapie und medikamentöser Behandlung kann von Nervenärzten mit psychotherapeutischer Weiterbildung, einer Kooperation von Ärzten und Psychotherapeuten ambulant oder in psychiatrischen Kliniken bzw. Fachkrankenhäusern durchgeführt werden.

Psychotherapie

Zur Behandlung der Depression kann ein breites Spektrum psychotherapeutischer Verfahren wirksam eingesetzt werden (aktuelle Übersicht über evaluierte Therapieverfahren bei Hautzinger, 2008). Hierzu gehören die Kognitive Verhaltenstherapie, die Interpersonelle Psychotherapie, die Analytische Psychotherapie und die tiefenpsychologisch fundierte Psychotherapie. Auch die Gesprächspsychotherapie, die Gestalttherapie, sowie verschiedene Gesprächs- und Körper-Psychotherapeutische Ansätze, können zur Behandlung eingesetzt werden. Neuere integrative Ansätze zur Behandlung chronischer bzw. rezidivierender Depressionen sind das Cognitive Behavioral Analysis System of Psychotherapy (CBASP) sowie die Achtsamkeitsbasierte Kognitive Therapie (engl. Mindfulness Based Cognitive Therapy, MBCT).

Die verhaltenstherapeutische Behandlung der Depression wird heutzutage auf der Grundlage der Kognitiven Verhaltenstherapie durchgeführt. In der Therapie sollen die depressionsauslösenden Denkmuster und Verhaltensmuster herausgearbeitet werden, um sie anschließend Schritt für Schritt zu verändern. Zusätzlich wird der Patient zu größerer Aktivität motiviert, um seine persönlichen Verstärkermechanismen wieder zu aktivieren und um die erwiesen positiven Wirkungen größerer körperlicher Aktivität auf die Stimmung zu nutzen.

Dagegen konzentrieren sich die tiefenpsychologisch orientierten Methoden darauf, die Einsicht in unbewusste Konflikte zu ermöglichen. Häufig entstehen diese schon in der Kindheit. Psychische Probleme und die daraus resultierenden Verhaltensweisen können daraufhin bearbeitet werden. Sollte es beim Patienten strukturelle Mängel geben, sollen auch diese bearbeitet werden. Zu den psychoanalytisch begründeten Verfahren gehören auch Kurzzeitpsychotherapien wie die Interpersonelle Psychotherapie. In gruppentherapeutischen Verfahren wird versucht, die Tendenz zur Introversion zu überwinden, die verringerten Interaktionsmöglichkeiten zu bessern und die oft reduzierte Fähigkeit, Hilfe in Anspruch zu nehmen, zu fördern. Auch Angehörige können in die Therapie einbezogen werden. Rollenspieltechniken (zum Beispiel Psychodrama) können unter anderem helfen, den eigenen, oft eingeengten und festgefahrenen Blick zu überwinden. Die psychotherapeutischen Verfahren können als einzige Therapie oder in Kombination mit einer Pharmakotherapie eingesetzt werden.

Pharmakotherapie

In der medikamentösen Behandlung der Depression gab es in den letzten Jahren (?) enorme Fortschritte. Die Wirksamkeit von

Antidepressiva ist heute gut belegt; die Wirkmechanismen sind (Stand xxxx) noch nicht völlig geklärt. Glaubte man früher an einen Mangel der Neurotransmitter Noradrenalin oder Serotonin, so gehen aktuelle Theorien eher davon aus, dass sekundäre Anpassungsmechanismen für den antidepressiven Effekt verantwortlich sind, beispielsweise eine Erhöhung der neuronalen Plastizität durch veränderte Aktivität von Neurotrophinen wie dem so genannten Brain-Derived-Neurotrophic-Factor (Übersicht über die Pharmakologische Therapie der Depression in Szegedi et al., 2008, Übersicht über Wirkmechanismen in Holsboer-Trachsler et al., 2008). Metastudien weisen allerdings darauf hin, dass antidepressive Medikamente nicht bei allen Patienten gleich gut anschlagen und ihre Wirksamkeit aufgrund von Faktoren, die bisher nicht gänzlich erforscht sind, stark variieren kann.

Die Zahl der Patienten, die ihre Medikamente nicht wie verordnet einnehmen, ist in der Neurologie und Psychiatrie besonders hoch (geringe Compliance). Bei Patienten mit Depression liegt die Rate der Medikamentenverweigerer bei 50 Prozent und es wird postuliert, dass sich jede zweite Einweisung in die Psychiatrie verhindern ließe, wenn Patienten ihre Psychopharmaka nicht eigenmächtig absetzen würden.

Die bekanntesten Antidepressiva lassen sich in drei im Folgenden genannte Gruppen einteilen. Weitere Antidepressiva einschließlich Phytopharmaka wie Johanniskraut finden sich im Artikel Antidepressiva. Im Falle schwerer Depressionen ohne Ansprechen auf einzelne Antidepressiva werden teilweise Augmentationen mit weiteren Antidepressiva, Neuroleptika, Stimulanzien oder Phasenprophylaktika verordnet. Phasenprophylaktika dienen ebenso zur Medikation von manisch-depressiven Störungen. In jüngster Zeit weisen Studien auf eine geeignete Einsatzmöglichkeit von Ketamin aufgrund der schnellen therapeutischen Wirkung für die Akutbehandlung von therapieresistenten und vor allem suzidgefährdeten depressiven Patienten hin.

Selektive Wiederaufnahmehemmer

Diese Wirkstoffe hemmen die Wiederaufnahme der Neurotransmitter Serotonin, Noradrenalin oder Dopamin in die Präsynapse, direkte Wirkungen auf andere Neurotransmitter sind bei diesen selektiven Wirkstoffen deutlich schwächer ausgeprägt als bei klassischen Antidepressiva.

Die Selektiven Serotoninwiederaufnahmehemmer werden bei Depressionen heute am häufigsten eingesetzt. Sie haben meist weniger Nebenwirkungen als trizyklische Antidepressiva und wirken ab einer Einnahmedauer von zwei bis drei Wochen. Sie hemmen (weitgehend) selektiv die Wiederaufnahme von Serotonin an der präsynaptischen Membran, wodurch eine „relative" Erhöhung des Botenstoffs Serotonin erzielt wird. Ähnlich wirken Serotonin-Noradrenalin-Wiederaufnahmehemmer (SNRI), welche zusätzlich die Wiederaufnahme von Noradrenalin in die Präsynapse vermindern. Von vergleichbarem Wirkmechanismus sind Noradrenalin-Dopamin-Wiederaufnahmehemmer und selektive Noradrenalinwiederaufnahmehemmer, welche die Wiederaufnahme von Noradrenalin, bzw. Noradrenalin und Dopamin hemmen.

Die Pathogenese von Depressionen, aber auch von Manien und Obsessionen (Zwangshandlungen), wird von Forschern u.a. mit serotonerg vernetzten Neuronen in Verbindung gebracht. Daher werden SSRI und SNRI auch gegen (komorbide) Zwangs- und Angstzustände eingesetzt, oft mit Erfolg. Da Serotonin auch bei anderen neural vermittelten Prozessen im ganzen Körper eine Rolle spielt, wie zum Beispiel Verdauung und Gerinnung des Blutes, resultieren daraus auch die typischen Nebenwirkungen, durch Interaktion in andere neural gesteuerte Prozesse.

SSRIs werden seit ca. 1986 eingesetzt; seit 1990 sind sie die am häufigsten verschriebene Klasse von Antidepressiva. Wegen des nebenwirkungsärmeren Profils, vor allem in Bezug auf Kreislauf und Herz, sind sie sehr beliebt. Relativ häufige Nebenwirkungen sind jedoch sexuelle Dysfunktion und/oder Anorgasmie. Diese bilden sich zwar einige Wochen nach Absetzen oder Wechsel des Medikamentes fast immer vollständig zurück, können jedoch zu zusätzlichen (Beziehungs-) Problemen führen.

Ernstzunehmende Studienergebnisse stellen die Wirksamkeit von SSRIs gerade bei leichteren Depressionen in Frage. So konnten Metaanalysen zeigen, dass SSRIs bei leicht- bis mittelgradigen Depressionen keine relevanten Vorteile gegenüber Placebos hatten. Die eventuell nur scheinbare Wirksamkeit von SSRIs für verschiedene Schweregrade der Depression wird auf die selektive Veröffentlichung positiver Studienergebnisse, den sogenannten Publikationsbias, zurückgeführt.

Trizyklische Antidepressiva

Die trizyklischen Antidepressiva (z. B. Opipramol, Amitriptylin) wurden bis zum Aufkommen der Serotoninwiederaufnahmehemmer am häufigsten verschrieben. Hauptnachteil sind deren ausgeprägter auftretende Nebenwirkungen (z. B. Mundtrockenheit, Verstopfung, Müdigkeit, Muskelzittern und Blutdruckabfall), wobei es besser verträgliche Ausnahmen gibt (z. B. Amoxapin, Maprotilin). Bei älteren und bei durch Vorerkrankungen geschwächten Menschen ist daher Vorsicht geboten. Zudem wirken einige Trizyklika häufig zunächst antriebssteigernd und erst danach stimmungsaufhellend, wodurch es zu einem höheren Suizidrisiko in den ersten Wochen der Einnahme kommen kann. In den USA müssen aber auch SSRI einen diesbezüglichen Warnhinweis tragen.

Monoaminoxidasehemmer (MAO-Hemmer)

MAO-Hemmer wirken durch blockieren der Monoaminoxidase Enzyme. Diese Enzyme spalten Monoamine wie Serotonin, Noradrenalin und Dopamin – also Botenstoffe im Gehirn – und verringern dadurch deren Verfügbarkeit zur Signalübertragung im Gehirn.

MAO-Hemmer werden in selektiv oder nichtselektiv sowie reversibel oder irreversibel unterteilt. Selektive Inhibitoren der MAO-A (z. B. Moclobemid, reversibel) hemmen nur den Typ A der Monoaminoxidase und zeigen eine antidepressive Wirkung. Sie sind im Allgemeinen gut verträglich. Selektiv MAO-B-hemmende Wirkstoffe (z. B. Selegilin, irreversibel) werden in erster Linie in der Parkinson-Behandlung eingesetzt. Nichtselektive MAO-Hemmer (z. B. Tranylcypromin, irreversibel) hemmen MAO-A und

MAO-B und sind von hoher Wirksamkeit in der Behandlung von (therapieresistenten) Depressionen und Angststörungen. Irreversible MAO Hemmer binden die MAO-A bzw. MAO-B dauerhaft. Um die Wirkung aufzuheben, muss das betroffene Enzym vom Körper erst neu gebildet werden, was Wochen dauern kann. Reversibilität besagt, dass das Medikament nur schwach an die MAO bindet, und MAO-A bzw. MAO-B spätestens mit dem Abbau des Medikaments wieder intakt frei gibt.

Monoaminoxidasehemmer gelten als gut wirksam. Allerdings müssen Patienten, die nichtselektive, irreversible MAO-Hemmer einnehmen, eine strenge, tyraminarme Diät halten. In Verbindung mit dem Verzehr bestimmter Lebensmittel, wie z. B. Käse und Nüssen, kann die Einnahme von nichtselektiven irreversiblen MAO-Hemmern zu einem gefährlichen Blutdruckanstieg führen.

Stationäre Behandlung

Bei hohem Leidensdruck und einem nicht zufriedenstellenden Ansprechen auf ambulante Therapie und Psychopharmaka ist eine Behandlung in einer psychiatrischen Klinik in Erwägung zu ziehen. Eine solche Behandlung bietet dem Patienten eine Tagesstruktur und die Möglichkeit intensiverer psychotherapeutischer und medizinischer Maßnahmen, auch solche, die ambulant nicht abrechenbar sind und somit insbesondere in der kassenärztlichen Versorgung nicht möglich sind. Häufig ist auch die medikamentöse Einstellung z. B. auf Lithium ein Grund für einen Krankenhausaufenthalt. Dabei ist es auch möglich, sich in einer Tagesklinik tagsüber intensiv behandeln zu lassen, die Nacht aber zu Hause zu verbringen. Psychiatrische Kliniken haben in der Regel offene und geschlossene Stationen, wobei Patienten auch auf geschlossenen Stationen in der Regel Ausgang haben.

Stationäre Depressionsbehandlungen sind in den letzten Jahren sehr viel häufiger geworden, als extremes Beispiel ist etwa die Häufigkeit von Krankenhausbehandlungen aufgrund rezidivierender Depressionen zwischen 2001 und 2010 auf mehr als das 2,8-fache angestiegen. Der Anstieg der Zahl an Krankenhausbehandlungen spiegelt jedoch nicht den der Behandlungstage wider, da sich die durchschnittliche Verweildauer im Krankenhaus gleichzeitig verkürzte. Depressionen verursachten jedoch nach Daten der Barmer GEK im Jahre 2010 über 6 % aller Krankenhaustage und liegen damit mit großem Abstand an der Spitze aller Diagnosen. Die Erfolgsraten sind jedoch ernüchternd, so sind mehr als die Hälfte der Entlassenen auch ein Jahr nach Entlassung noch depressiv.

Lichttherapie

Bei leicht- bis mittelgradigen depressiven Episoden im Rahmen einer saisonalen Depression kann die Lichttherapie angewendet werden. Hierbei sitzen die Patienten täglich etwa 30 Minuten vor einem Leuchtschirm, der helles weißes Licht ausstrahlt. Bei Ansprechen der Therapie kann diese über alle Wintermonate hinweg durchgeführt werden.

Elektrische/elektromagnetische Stimulationen

Insbesondere bei schweren und über lange Zeit gegen medikamentöse Behandlung resistenten Depressionen kommen gerade in jüngerer Zeit wieder stärker nichtmedikamentöse Behandlungsverfahren zum Einsatz, deren Wirkprinzipien jedoch weitgehend unklar sind.

Elektrokrampftherapie. (EKT) Das häufigste diesbezüglich eingesetzte Verfahren ist die Elektrokrampftherapie. In der Epilepsie-Behandlung fiel auf, dass bei Patienten, die gleichzeitig an einer Depression litten, nach einem epileptischen Anfall auch eine Verbesserung der Stimmung auftrat. Die Elektrokrampftherapie wird in Narkose durchgeführt und stellt dann, wenn Medikamente bei schweren Depressionen nicht wirken, eine ernsthafte Alternative dar.

Magnetkrampftherapie. Diese Therapieform befindet sich noch im Versuchsstadium. Sie funktioniert vom Grundprinzip her genauso wie die Elektrokrampftherapie. Es wird wie bei der EKT ein antidepressiv wirkender Heilkrampf unter Narkose ausgelöst. Allerdings nicht durch direkte elektrische Stimulation, sondern mittels starker Magnetfelder. Diese Methode soll bei gleicher Wirkung, weniger Nebenwirkungen als die EKT haben.

Vagusnerv-Stimulation. Derzeit in einigen Studien befindlich ist die Vagusnerv-Stimulation, bei der eine Art Herzschrittmacher im Abstand von einigen Minuten jeweils kleine elektrische Impulse an den Vagusnerv schickt. Diese Therapie, die ansonsten insbesondere bei Epilepsie-Patienten Anwendung findet, scheint bei etwa 30 bis 40 Prozent der ansonsten therapieresistenten Patienten anzuschlagen.

Transkranielle Magnetstimulation. Ebenfalls getestet wird derzeit die transkranielle Magnetstimulation (TMS), bei der das Gehirn der Patienten durch ein Magnetfeld angeregt wird. Die TMS erfolgt bei vollem Bewußtsein. Die Anzahl der mit den letztgenannten Verfahren behandelten Studienteilnehmer ist jedoch noch recht gering, so dass derzeit (2004) keine abschließenden Aussagen zu machen sind.

Transkranielle Gleichstromapplikation (tDCS). Hier wirkt ein schwacher elektrischer Strom durch den Schädelknochen hindurch auf das Gehirn ein, wodurch Depressionen laut einer neuen Studie ebenso gut gelindert werden wie mit dem Antidepressivum Sertralin. Die tDCS erfolgt bei vollem Bewusstsein. Die neuen guten Studienergebnisse konnten durch eine Optimierung der Behandlungsparameter erreicht werden. Zuvor waren die Ergebnisse eher gemischt.

Ernährung

Wissenschaftliche Studien lassen auf die besondere Bedeutung von Eicosapentaensäure (EPA) zur Stimmungsaufhellung und günstigen Einflussnahme auf Minderung von Depressionen schließen EPA ist eine mehrfach ungesättigte Fettsäure aus der Klasse der Omega-3-Fettsäuren.

Der Wirkungsmechanismus der Omega-3-Fettsäure ist noch nicht aufgeklärt, jedoch wird eine Interaktion von Fettsäure und dem Neurotransmitter Serotonin vermutet: Ein Mangel an Serotonin wird häufig von einem Mangel an Omega-3-Fettsäure begleitet, umgekehrt scheint die Gabe der Fettsäure zur Erhöhung des Serotoninspiegels zu führen. Die orthomolekulare Medizin versucht außerdem über die Aminosäuren Tyrosin und oder Phenylalanin (in der L-Form)

Depressionen günstig zu beeinflussen. Die beiden Aminosäuren werden im Körper in Noradrenalin sowie Dopamin umgewandelt. Die Erhöhung dieser Neurotransmitter kann stimmungsaufhellend sein.

Es ist sicher nicht falsch, auch nach Abklingen der depressiven Beschwerden auf eine ausgewogene und gesunde Ernährung zu achten. Dabei spielt vor allem ein gleichmäßiger Blutzuckerspiegel durch regelmäßige Mahlzeiten eine Rolle, ebenso wie ein maßvoller Umgang mit Genussmitteln wie Kaffee, Nikotin und Alkohol dazu beitragen kann, psychisch stabil zu bleiben.

Andere Hilfsmittel

Schlafentzug kann antidepressiv wirksam sein und wird in seltenen Fällen zum kurzfristigen Durchbrechen schwerer Depressionen im therapeutischen Rahmen eingesetzt (allerdings nicht bei einer manisch-depressiven Erkrankung). Die Methode basiert auf der Freisetzung von Serotonin durch die Fasern der hypnogenen Kerne der Raphe, die den Schlaf einleiten sollen.

Eine Form der unterstützenden therapeutischen Maßnahmen ist die Sporttherapie. Wenn Sport im gesellschaftlichen Zusammenhang stattfindet, erleichtert er eine Wiederaufnahme zwischenmenschlicher Kontakte. Ein weiterer

Effekt der körperlichen Betätigung ist das gesteigerte Selbstwertgefühl und die Ausschüttung von Endorphinen. Positive Effekte des Joggings bei Depressionen sind empirisch durch Studien nachgewiesen; 1976 wurde das erste Buch unter dem Titel „The joy of Running" zu diesem Thema veröffentlicht.

Es existiert eine Vielzahl von methodisch robusten Studien über den Nutzen von Sport und Bewegung bei Depression. Bei einigen Studien wurde eine vergleichbare Wirkung von Sport und Psychotherapie konstatiert . Eine Metastudie von 2013 bewertet zurückhaltender, unterstreicht aber den präventiven Effekt, da „...moderate Bewegung im aeroben Bereich von mindestens 150 Minuten pro Woche (...) mit einem merklich geringeren Risiko für die Entwicklung einer Depression in Zusammenhang" steht.

Andere Hausmittel – wie Entspannungstechniken, kalte Güsse nach Sebastian Kneipp, Kaffee oder Schokolade – bieten an Depressionen Erkrankten keine Hilfe, sondern können höchstens Menschen mit leichten depressiven Verstimmungen Linderung verschaffen.

Gesellschaftliche Dimension

Volkswirtschaftliche Relevanz

Dem Staat und der Wirtschaft entstehen jährlich Kosten bis zu 21,9 Milliarden Euro für die Behandlung sowie aufgrund von Fehlzeiten und verminderter Produktivität der betroffenen Mitarbeiter. Knapp 25 % aller Fehltage im Beruf gehen auf das Konto von Depressionen.

Staatliche Maßnahmen

Zur Verbesserung der Rahmenbedingungen hat das Gesundheitssystem seit den 1990ern verschiedene Modellprojekte initiiert. Das Bundesministerium für Arbeit und Soziales hat den „Schutz der Gesundheit bei arbeitsbedingter psychischer Belastung" zu einem Hauptziel der Gemeinsamen Deutschen Arbeitsschutzstrategie ab 2013 erhoben. Das Bundesministerium für Gesundheit hat 2012 das Forschungsprojekt Deprexis zu den Möglichkeiten der Online-Therapie in Auftrag gegeben, was möglicherweise einen Weg darstellen könnte, um Versorgungslücken und lange Wartezeiten auf einen Therapieplatz zu überbrücken.

Die Behandlung depressiver Erkrankungen wurde 2006 als Gesundheitsziel verankert. Zu den Teilzielen gehören Aufklärung, Prävention und Rehabilitation.

Gesetzliche Krankenkassen sind verpflichtet, gemeinnützige Organisationen im Bereich

Selbsthilfe zu fördern, im Jahr 2011 betrug diese Förderung insgesamt rund eine halbe Million Euro.

Engagement der Zivilgesellschaft

Immer mehr Vereine, gemeinnützige GmbHs und Stiftungen adressieren mit ihrem Engagement das Thema Depression. Die Angebote setzen an folgenden Punkten an:

Aufklärung, Interessensvertretung und Vernetzung – hierfür setzen sich beispielsweise das Deutsche Bündnis gegen Depression e.V. oder die Deutsche Depressionsliga ein. 2011 führten diese Organisationen zusammen mit der Stiftung Deutsche Depressionshilfe den Patientenkongress Depression ein. Patientenkongresse gibt es für unterschiedlichste Themen, beispielsweise auch Demenz oder Krebs – Ziele sind in der Regel Information und Austausch zwischen Patienten, Wissenschaftlern und Interessensvertretern.

Individuelle Beratung – wird u.a. von lokalen Bündnissen gegen Depression e.V. oder Selbsthilfeorganisationen angeboten. Betroffene und Angehörige können sich bei diesen Organisationen informieren, sich mit Menschen in ähnlichen Situationen austauschen oder auch in Akutsituationen um Hilfe bitten, beispielsweise bei der Telefonseelsorge oder dem SeeleFon.

Selbsthilfe - Selbsthilfegruppen sind kein Ersatz für Therapien, aber sie können eine begleitende Hilfe darstellen. Selbsthilfegruppen können als lebenslange Begleitung und Rückzugsorte dienen. Einige Gruppen erwarten keine Voranmeldung, so dass Betroffene spontan bei akuten depressiven Phasen Hilfe suchen können. Als niedrigschwelliges Angebot haben sich Selbsthilfegruppen im ambulanten Bereich etabliert und leisten einen wichtigen Beitrag. In Krankenhäusern und Reha-Kliniken helfen sie Betroffenen, ihre Eigenverantwortung zu stärken und Selbstvertrauen zu erlangen.

Literatur

Allgemeines

Depression erkennen und behandeln. Informationsbroschüre für Patienten und Angehörige, herausgegeben vom Bundesverband für Gesundheitsinformation und Verbraucherschutz - Info Gesundheit. medcom, Bonn 2013, ISBN 978-3-931281-50-2 (Kostenlose Publikation, online bestellbar).

Martin Hautzinger, Renate de Jong-Meyer (2003): Depressionen. In: H. Reinecker (Hrsg.). Lehrbuch der Klinischen Psychologie und Psychotherapie –

Modelle psychischer Störungen. 4. vollständig überarbeitete und erweiterte Auflage. Hogrefe, Göttingen 2003, ISBN 3-8017-1712-7.

Lilian Blöschl: Depressive Störungen. In: Urs Baumann, Meinrad Perrez (Hrsg.): Lehrbuch Klinische Psychologie. 2. Auflage, Huber, Bern 1998, ISBN 3-456-82988-4.

Aaron T. Beck, A. John Rush, Brian F. Shaw, Gary Emery: Kognitive Therapie der Depression (Originaltitel: Cognitive Therapy of Depression, übersetzt von Gisela Bronder und Brigitte Stein, herausgegeben von Martin Hautzinger). 2. Auflage. Beltz, Weinheim 2001, ISBN 978-3-407-22023-3.

Martin Hautzinger: Kognitive Verhaltenstherapie bei Depressionen. 7. Auflage. Beltz, Weinheim 2013, ISBN 978-3-621-28075-4.

Nicolas Hoffmann, Birgit Hofmann: Verhaltenstherapie bei Depressionen. Pabst, Lengerich 2001, ISBN 978-3-936142-25-9.

Ruedi Josuran, Verena Hoehne, Daniel Hell: Mittendrin und nicht dabei: Mit Depressionen leben lernen. Ullstein-Taschenbuch, Berlin 2002. ISBN 978-3-5483-6428-5.

Michael Lasar, Ulrich Trenckmann (Hrsg.): Depressionen – Neue Befunde aus Klinik und

Wissenschaft. Pabst, Lengerich 2000, ISBN 978-3-934252-41-7.

Stavros Mentzos: Depression und Manie. Psychodynamik und Therapie affektiver Störungen. Vandenhoeck & Ruprecht, Göttingen / Zürich 1995, ISBN 3-525-45775-8.

Manfred Wolfersdorf, Andrea Heindl: Chronische Depression – Grundlagen, Erfahrungen und Empfehlungen. Pabst, Lengerich 2003, ISBN 978-3-89967-064-6.

Michael Bauer, Anne Berghöfer, Mazda Adli (Hrsg.): Akute und therapieresistente Depressionen Pharmakotherapie – Psychotherapie – Innovationen 2., vollständig überarbeitete und erweiterte Auflage, Springer, Berlin 2005, ISBN 978-3-540-40617-4.

J. Leff, S. Vearnals, C. R. Brewin, G. Wolff, B. Alexander, E. Asen et al.: The London depression intervention trial. Randomised control trial of antidepressant vs. couple therapy in the treatment and maintenance of people with depression living with a partner: clinical outcome and costs. In: Br J Psychiatry. 177, 2000, S. 95–100. doi: 10.1192/bjp.177.2.95.

Klaus Poppensieker: Depression – Volkskrankheit oder hilfloses Label?. In: Hamburger Ärzteblatt. 11, 2011, S. 22–25.

Leitlinien

S3-Leitlinie Nationale VersorgungsLeitlinie Unipolare Depression der BÄK, KBV, AWMF. In: AWMF online (Stand 2011)

S3-Leitlinie Behandlung von depressiven Störungen bei Kindern und Jugendlichen der Deutsche Gesellschaft für Kinder- und Jugendpsychiatrie, Psychosomatik und Psychotherapie (DGKJP). In: AWMF online (Stand 2013)

S3-Leitlinie Psychosoziale Therapien bei schweren psychischen Erkrankungen der Deutschen Gesellschaft für Psychiatrie, Psychotherapie und Nervenheilkunde (DGPPN). In: AWMF online (Stand 2012)

S1-Leitlinie Basisbehandlung depressiver Patienten in der hausärztlichen Praxis der Deutsche Gesellschaft für Allgemeinmedizin und Familienmedizin (DEGAM). In: AWMF online (Stand 2013)

Videos

Manfred Spitzer: Depression. RealVideo aus der BR-alpha-Reihe „Geist und Gehirn" (ca. 15 Minuten) – Video ist offline, kann aber bei Youtube gefunden werden.

Institut für Qualität und Wirtschaftlichkeit im Gesundheitswesen: Leitliniensynopse zum Thema „Depression" (PDF)

Stiftung Deutsche Depressionshilfe, Depression erforschen – Betroffenen helfen – Wissen weitergeben

depressionsliga.de

Expertenservice zum Thema Depression, Deutsche Gesellschaft für Psychiatrie, Psychotherapie und Nervenheilkunde (DGPPN) redaktionell betreute Linksammlung zum Thema „Depression" beim Leibniz-Zentrum für Psychologische Information und Dokumentation (ZPID)

Kontraktur

Als Kontraktur (lat. contrahere „zusammenziehen", Kontraktion) wird eine Funktions- und Bewegungseinschränkung von Gelenken bezeichnet. Sie entsteht durch die Verkürzung umliegender Weichteile wie Muskeln, Sehnen, Bändern und Faszien. Die betroffenen Gelenke lassen sich sowohl aktiv wie auch passiv nicht oder nur schwer und in geringem Maße bewegen, dabei kann die Bewegung schmerzhaft sein. Das Ausmaß der Einschränkung kann bis zu einer vollständigen Versteifung reichen. Die Behandlung aufgetretener Kontrakturen erfolgt überwiegend physiotherapeutisch, besondere Bedeutung kommt der Vermeidung der Bewegungseinschränkungen durch die Kontrakturenprophylaxe zu.

Klinisches Erscheinungsbild und Diagnostik

Kontrakturen werden durch aktive und passive, manchmal auch schmerzhafte Bewegungseinschränkungen gekennzeichnet, wodurch auch die Funktion des Gelenks eingeschränkt wird. Dabei können alle Bewegungsebenen eines Gelenks betroffen sein; die Bewegung erscheint dabei unharmonisch. Die Einschränkung kann von einer leichten Funktionseinschränkung bis hin zu einer vollständigen Steifigkeit mit Zwangshaltung des Gelenks reichen. Die Übergänge sind fließend.

Grundsätzlich können alle Gelenke von Kontrakturen betroffen sein, jedoch treten sie zumeist an den großen Gelenken wie den Schultern, Ellenbogen, Hüft- und Kniegelenken auf.

Kontrakturen haben ein sehr typisches klinisches Erscheinungsbild, die Diagnosestellung ist dementsprechend einfach. Weitere diagnostische Maßnahmen werden daher in der Regel nicht notwendig.

Kontrakturarten

Einteilung nach Gelenkstellung

Kontrakturen können durch die Fehlstellung des betroffenen Gelenks beschrieben werden; die häufigste Kontraktur ist dabei die Beugekontraktur, da die Beugemuskulatur häufig stärker ausgeprägt ist als die entgegenwirkende Streckmuskulatur, jedoch kommen auch Streckkontrakturen vor. Typisches Beispiel für Beugekontrakturen der Hand ist die Kamptodaktylie, die sporadisch, familiär gehäuft oder als syndromale Form auftreten kann (Kontraktur im proximalen Interphalangealgelenk des Kleinfingers).

Werden durch die Kontraktur Gliedmaße von der Körpermitte abgespreizt oder angezogen, werden diese als Abduktions- oder Adduktionskontraktur bezeichnet. Weitere Formen sind Innen- oder Außenrotationskontrakturen sowie Pronations- und Supinationskontrakturen.

Einteilung nach Gewebsschädigung

Kontrakturen werden nach ihrer Ursache und Entstehung unterschieden:

Ontogenetische Kontraktur - Die Kontraktur ist angeboren, beispielsweise ein angeborener Klumpfuß.

Neurogene Kontraktur - Die Kontraktur wird durch Nervenschädigungen verursacht, zum Beispiel durch Kinderlähmung oder eine spastische Lähmung.

Dologene Kontraktur - Ursache hierfür sind Schmerzen bei denen der Betroffene eine Schonhaltung einnimmt, zum Beispiel im Rahmen einer Ischialgie.

Dermatogene Kontraktur - Die Kontraktur entsteht durch eine Zusammenziehung der Haut, beispielsweise bei Narbenbildung nach Verbrennungen.

Arthrogene Kontraktur - Eine auf das Gelenk bezogene Kontraktur, beispielsweise bei Rheuma.

Tendomyogene Kontraktur - Die Gelenksteife wird durch eine Schrumpfung der Sehnen verursacht, Beispiel hierfür sind Volkmann-Kontrakturen.

Psychogene Kontraktur - Der Betroffene bewegt bewusst oder unbewusst ein Gelenk nicht. Ursache kann beispielsweise ein traumatisches Erlebnis sein.

Fasziogene Kontrakturen - Es kommt durch Entzündungen, Verletzungen oder Ruhigstellung zur Schrumpfung der Aponeurosen oder Faszien, ein typisches Beispiel ist die Dupuytren-Kontraktur.

Lagerungsdeformität - Die Kontraktur entsteht durch die nicht fachgerecht durchgeführte Lagerung immobiler Patienten, ein bekannter Pflegefehler in diesem Zusammenhang ist der Spitzfuß.

Behandlung

Die am häufigsten auftretenden Kontrakturen sind lagerungsbedingt, daher wird vor allem versucht, diese durch eine gute Prophylaxe zu vermeiden. Wichtigste Behandlungsmethode bereits entstandener Kontrakturen sind aktive und passive Bewegungsübungen im Rahmen einer Physiotherapie oder Ergotherapie. Als Ergänzung zur Physio- bzw. Ergotherapie kann das Training an einem Bewegungstrainer bzw. einem

Bewegungstherapiegerät Kontrakturen verringern bzw. vermeiden. Zusätzlich können Massagen und Wärmebehandlungen angewandt werden, in Behandlungspausen können Lagerungsschienen, Streckverbände oder motorgetriebene Bewegungsschienen eingesetzt werden. Greifen diese Maßnahmen nicht, können operative Eingriffe in Betracht gezogen werden um die Kontraktur zu beseitigen.

Kontrakturenprophylaxe

Um Bewegungs- und Funktionseinschränkungen zu vermeiden sollte nach Ermittlung des Kontrakturrisikos, beispielsweise durch eine Pflegeanamnese, mit der Kontrakturenprophylaxe begonnen werden. Dazu gehören je nach Ursache des Risikos beispielsweise die frühzeitige Mobilisation nach operativen Eingriffen sowie aktives, assistierendes oder passives Durchbewegen der Gelenke. Zur Vermeidung von Schonhaltungen kann eine Schmerzmedikation eingesetzt werden. Aktivierende Pflege, beispielsweise die Fortführung des Tag- und Nachtrhythmus mit An- und Auskleiden, trägt ebenfalls zur Vermeidung einer kontrakturbegünstigenden Bewegungsarmut. Bewegungsunfähige und bewusstseinsgetrübte Patienten, bei denen zudem eine Dekubitusprophylaxe notwendig ist, sollten in physiologischer Stellung und nicht zu weich gelagert werden, da dies Eigenbewegungen hemmt.

Literatur

Ulrich Kamphausen: Prophylaxen in der Pflege: Anregungen für kreatives Handeln. Kohlhammer Verlag, 2009, ISBN 3170208292

Jürgen Krämer, Joachim Grifka: Orthopädie. Springer, 2004, ISBN 3540219706

Siegfried Huhn: "Strategien der Kontrakturprophylaxe bei mobilitätseingeschränkten Bewohnern von Pflegeheimen." Grin Verlag, 2011,

ISBN 9783640987009

Harnwegsinfekt

Unter einem Harnwegsinfekt (HWI) versteht man eine durch Krankheitserreger verursachte Infektionskrankheit der ableitenden Harnwege. Die Infektion kann sich dabei bis in die Nieren und Blutbahn ausbreiten und infolgedessen zu bedrohlichen Krankheitsbildern führen. Harnwegsinfekte können sehr erfolgreich mit Antibiotika behandelt werden. Dabei kommen je nach dem Risikopotential des Patienten verschiedene Medikamente zur Anwendung. In unkomplizierten Fällen kommt es oft ohne Medikamentengabe zur Ausheilung der Erkrankung. Nichtmedikamentöse Maßnahmen können diese fördern.

Verbreitung

Die Anzahl der Neuerkrankungen in einem Jahr (Inzidenz) liegt bei Frauen im jüngeren Alter bei rund 5 %. Sie steigt im Alter auf rund 20 % an. Während bei jüngeren Männern Harnwegsinfekte eher selten sind, gleicht sich ihr Risiko bei zunehmendem Lebensalter dem der Frauen an. Insgesamt gibt es drei Häufigkeitsgipfel für Harnwegsinfekte in der Bevölkerung. Ein erstes gehäuftes Auftreten findet sich bei Säuglingen und Kleinkindern, da diese öfter noch unbehandelte Fehlbildungen der Harnwege aufweisen. Ebenso sind in dieser Altersgruppe Schmierinfektionen häufiger. Der zweite Häufigkeitsgipfel betrifft erwachsene Frauen. Er wird auf die erhöhte Rate von Infekten bei sexueller Aktivität und die erhöhte Anfälligkeit bei Schwangerschaften zurückgeführt. Ältere Menschen beider Geschlechter sind das dritte Kollektiv mit erhöhter Häufigkeit der Erkrankung. Gründe hierfür sind Einengungen der Harnwege durch altersbedingte Degenerationen wie etwa eine Prostatahyperplasie oder ein Vorfall der Gebärmutter.

Unter den im Krankenhaus erworbenen (nosokomialen) Infektionen zählen Harnwegsinfekte zu den häufigsten. Eine deutsche Studie aus den 1990er-Jahren veranschlagte den Anteil der Harnwegsinfekte an den nosokomialen Infektionen auf über 40 %.

Krankheitsentstehung

Ein Harnwegsinfekt kommt in 95–98 % der Fälle über den Aufstieg der Erreger über die Harnröhre zustande. In den übrigen Fällen erfolgt die Infektion des Urogenitaltrakts über den Blutweg. Die Erreger (in der Regel Bakterien) entstammen in den meisten Fällen der körpereigenen Darmflora, gelangen zur äußeren Harnröhrenöffnung und wandern die Harnröhre hinauf in die Harnblase, wo sie zu einer Blasenentzündung (Zystitis) führen. Bei weiterem Aufstieg kann es zu einer

Nierenbeckenentzündung, einschließlich der Beteiligung des Nierengewebes selbst (Pyelonephritis), und schließlich zu einer Blutvergiftung (Urosepsis) kommen.

Die Erreger müssen hierzu die körpereigenen Abwehrmechanismen überwinden. Diese bestehen aus dem Flüssigkeitsstrom in den ableitenden Harnwegen, dem Urothel, das einer Anhaftung von Bakterien entgegenwirkt, sowie aus IgA-Antikörpern, welche auf der Oberfläche des Urothels vorkommen. Dadurch wird die Blase beim Gesunden keimfrei gehalten. Der Urin selbst wirkt nur gegen wenige Arten antibakteriell und kann sogar das Wachstum vieler Formen von Erregern fördern. Faktoren, die den Keimen beim Aufstieg helfen, sind die Bildung einer Bakterien-Kapsel, die Produktion von Hämolysinen zur Auflösung von roten Blutzellen und die Ausbildung von fadenförmigen Zellorganellen, die der Anhaftung von Bakterien an das Oberflächengewebe der Harnwege dienen, sogenannten Pili. Die Rezeptordichte für diese Pili ist in den Eingängen der Vagina, der Harnblase, des Harnleiters und des Nierenbeckenkelchsystems besonders hoch.

Neben diesen Eigenschaften der Erreger fördern noch zahlreiche andere mögliche Faktoren des Wirts die Ausbildung eines Harnwegsinfekts. Instrumentelle Eingriffe wie zum Beispiel eine

Blasenspiegelung oder ein Blasenkatheter bilden eine mögliche Eintrittspforte. Fehlbildungen der Harnwege, Funktionsstörungen der Blase oder auch eine Verminderung des Harnflusses beeinträchtigen das Ausspülen von Erregern und erleichtern so ihren Aufstieg. Ebenso ist sexuelle Aktivität ein Risikofaktor, da sie die Verschleppung von Keimen begünstigt. Diabetes mellitus trägt ebenso zu einer Harnwegsinfektion bei, da er die Funktionsfähigkeit des Immunsystems vermindert und da die gegebenenfalls im Urin ausgeschiedene Glukose als Nährstoff für die Bakterien dient. Ein weiterer Risikofaktor bei Frauen ist der Gebrauch von Spermiziden oder Pessaren zur Verhütung. Ebenso kann eine vorhergehende Antibiotikatherapie durch das Abtöten der physiologischen Scheidenflora die Ansiedlung pathogener Keime begünstigen. Eine Harnwegsinfektion in der Vorgeschichte stellt – unabhängig vom Geschlecht – einen bedeutenden Risikofaktor dar, da Rezidive häufig sind. Auch die vergleichsweise kurze Harnröhre bei Frauen wird als begünstigender Faktor für den Aufstieg von Erregern benannt. In aktuellen Publikationen wird aber die individuelle Infektanfälligkeit durch Abnormalitäten des Immunsystems stärker gewichtet als diese anatomische Tatsache. So werden heute eine niedrige Ausscheidung des Proteins Uromodulin bei Kindern und Frauen sowie gewisse Isotypen des T-Zell-Rezeptors mit erhöhter Häufigkeit von Harnwegsinfekten in Verbindung gebracht.

Einteilung und Ausbreitung

Die Unterteilung erfolgt nach den beteiligten Organen in einen unteren oder oberen Harnwegsinfekt oder entsprechend der potentiellen Schwere des Verlaufs in einen komplizierten oder unkomplizierten Infekt. Der untere Harnwegsinfekt betrifft nur die Harnröhre und Harnblase und wird vom oberen Harnwegsinfekt, bei dem die Nieren oder Harnleiter mitbeteiligt sind, abgegrenzt. Der obere entsteht meist aus einem unteren Harnwegsinfekt. Im Weiteren wird zwischen komplizierten und unkomplizierten Infekten unterteilt. Als kompliziert gelten Harnwegsinfekte bei Patienten, bei denen die Entstehung begünstigt wird, beispielsweise durch eingeschränkte Abwehrkräfte bei Immunsuppression oder Diabetes mellitus, normalerweise keine Harnwegsinfekte auftreten (Männer oder Kinder), Folgeschäden wahrscheinlich beziehungsweise besonders gefährlich sind (Schwangere, ältere Patienten), ein instrumenteller Eingriff an den ableitenden Harnwegen vorgenommen wurde (Harnblasenkatheter, Zystoskopie, Operation unabhängig davon, wie lange die Operation zurückliegt), eine anatomische oder neurologische Störungen der Blasenfunktion oder eine

Fehlbildung (etwa Zystennieren) oder eine Niereninsuffizienz vorliegen.

Von einem wiederkehrenden Harnwegsinfekt (Rezidiv) spricht man, wenn binnen sechs Monaten die Erkrankung zweimal oder während eines Jahres dreimal auftritt.

Ein besonders schwerer, potentiell lebensgefährlicher Verlauf, bei dem die Bakterien in die Blutbahn gelangen, wird als Urosepsis bezeichnet.

Erregerspektrum

Man unterscheidet hierbei zwischen den im Krankenhaus oder in Pflegeeinrichtungen erworbenen sogenannten nosokomialen Harnwegsinfekten und den in der Normalbevölkerung erworbenen (sogenannten ambulant erworbenen) Infekten

Außerhalb von Gesundheitseinrichtungen ist mit 70 % Escherichia coli, ein gramnegatives Stäbchenbakterium aus der Darmflora, führend. Des Weiteren treten auch andere Enterobakterien wie Klebsiellen oder Proteusarten auf. Auch Staphylokokken (besonders Staphylococcus saprophyticus) oder Enterokokken sind nicht ungewöhnlich. Selten können auch schwer nachzuweisende Keime wie Ureaplasma urealyticum oder Mycoplasma hominis vorkommen. Außerdem kann Chlamydia trachomatis, das vor allem sexuell übertragen wird, eine Harnwegsinfektion auslösen. Ein weiterer sexuell übertragener Keim ist Neisseria gonorrhoeae, der Erreger der Gonorrhoe (Tripper). Insgesamt überwiegen gramnegative Erreger in rund 86 % der unkomplizierten Infektionen stark gegenüber grampositiven Erregern.

Bei Infektionen, die in Gesundheitseinrichtungen erworben werden, kommt Escherichia coli ebenfalls häufig vor. Es treten hier aber vermehrt Klebsiellen, Proteusarten und Pseudomonaden auf. Die Keime in Gesundheitseinrichtungen sind häufig resistent gegen mehrere Antibiotika. Eine Resistenztestung ist deshalb bei diesen Infektionen unbedingt notwendig.

Als seltene Erreger der Harnwegsinfektionen sind in der Literatur Viren und Protozoen wie Trichomonas vaginalis beschrieben.

Klinische Erscheinungen

Je nachdem wie weit die Infektion im System der Harnwege aufgestiegen ist, gestalten sich die Symptome vielfältig. Ein Befall der Harnröhre selbst löst Schmerzen beim Urinieren (Algurie) oder auch Jucken aus. Bei einer Blasenentzündung (Zystitis) kommen diese

Symptome auch vor. Außerdem ist der Harnfluss oft vermindert. Eventuell kann sich eine eitrige (Pyurie) oder blutige (Makrohämaturie) Beimengung im Urin zeigen. Charakteristisch ist auch häufiger Harndrang, bei dem die Patienten aber nur kleine Mengen Urin absetzen (Pollakisurie). Typischerweise tritt bei einer Zystitis eher kein Fieber auf. Bei der akuten Nierenbeckenentzündung stehen Flankenschmerz und Fieber im Vordergrund, Übelkeit und Brechreiz können ebenfalls vorkommen. In der klinischen Untersuchung zeigen sich oft Schmerzen beim Beklopfen des Nierenlagers. Die Nierenbeteiligung kann aber auch vollkommen ohne Symptome verlaufen. So zeigt sich bei rund 30 % der Blasenentzündungen eine symptomlose Nierenbeckenentzündung.

Ist bei Männern die Prostata mit betroffen, zeigen die Patienten oft ein schweres Krankheitsbild mit Schmerzen im Unterbauch, in der Dammregion und Fieber. Bei Kindern, alten Menschen oder Patienten, die ein Nierentransplantat erhalten haben, können die Symptome ganz uncharakteristisch auftreten. So kann sich selbst ein schweres Krankheitsbild mit Nierenbeteiligung nur in Fieber oder Bauchschmerzen äußern. Bei alten Menschen kann Verwirrtheit als einziges Symptom vorkommen. Die Unterscheidung zwischen oberem und unteren Harnwegsinfekt ist anhand der klinischen Symptome nicht sicher möglich.

Bei Kindern gestalten sich die Symptome je nach Altersgruppe unterschiedlicher. Dies kann mitunter die Diagnosestellung und adäquate Behandlung entscheidend erschweren. Beim Neugeborenen können Gewichtsverlust, Trinkschwäche, Gelbsucht, grau-blasse Verfärbung der Haut, Störungen des zentralen Nervensystems und Berührungsempfindlichkeit auf einen bereits in die Niere aufgestiegenen Infekt hinweisen. Bei älteren Säuglingen zeigt sich oft hohes Fieber. Nicht selten treten auch Durchfall, Erbrechen und Meningitiszeichen auf. Bei 4–7 % aller Säuglinge mit Fieber ungeklärter Ursache liegt eine Harnwegsinfektion zu Grunde. Kleinkinder zeigen bei unteren Harnwegsinfektionen oft typische Symptome, bei einer Pyelonephritis fehlen diese mitunter. Oft werden in diesem Falle als einziges fassbares Krankheitszeichen Bauchschmerzen angegeben. Den typischen Flankenschmerz, der auf die Nierenbeteiligung hinweist, können Kinder bis zum vierten oder fünften Lebensjahr oft nicht äußern.

Untersuchungsmethoden

Nach der Erhebung der Krankheitsgeschichte (Anamnese) kann bei typischen Symptomen eines unkomplizierten Harnwegsinfekts bei Frauen auf eine weiterführende Diagnostik verzichtet werden. Komplizierte oder im Krankenhaus erworbene Infektionen bedürfen aber weitergehender Untersuchungen. Im Vordergrund steht dabei der Nachweis des Erregers. Eine Untersuchung des Urins mittels eines Teststreifens kann weiße Blutkörperchen (Leukozyten), Nitrit und evtl. vorliegende rote Blutkörperchen nachweisen. Nitrit wird von vielen der infektverursachenden Bakterien (zum Beispiel auch Escherichia coli) gebildet. Das Fehlen von Nitrit schließt einen Infekt jedoch nicht aus. Die weißen Blutkörperchen stellen im Rahmen der Entzündungsreaktion die Antwort des Immunsystems auf den Infekt dar. Im Urinsediment sind die Leukozyten ebenfalls nachweisbar, ab einer Anzahl von zehn weißen Blutkörperchen pro ❏ gilt der Nachweis als klinisch bedeutsam. Ebenso sind bei dieser mikroskopischen Untersuchung die Bakterien unter Umständen direkt sichtbar. Das Vorhandensein von Leukozytenzylindern weist darauf hin, dass die Infektion bereits in die Niere aufgestiegen ist und eine Pyelonephritis verursacht hat.

Eine weitere Untersuchungsmethode ist die Urinkultur, bei der mit Urin benetzte Agarplatten der Anzucht von Bakterien dienen. Hierfür sollte die Urinprobe als Mittelstrahlurin oder durch Katheterisierung gewonnen werden, um eine mögliche Verunreinigung außerhalb der Harnwege zu vermeiden. Die Urinprobe sollte dabei schnell verarbeitet oder gekühlt werden, um falsch hohe Werte zu verhindern. Häufig werden für die Kultur Eintauchagarplatten verwendet, bei denen die Zahl der Bakterien semiquantitativ ohne weitere Hilfsmittel abgeschätzt werden kann. Ab einer Zahl von 105 koloniebildenden Einheiten pro Milliliter ist von einer bakteriellen Besiedlung auszugehen. Diese signifikante Keimzahl schwankt je nach der Methode der Uringewinnung. Sie ist selbst nur eine relative Größe, und es gilt in jedem Einzelfall nach den Symptomen und Risikofaktoren die Wahrscheinlichkeit eines Harnwegsinfekts abzuwägen. Bei typischen Symptomen kann auch bei geringerer Koloniezahl von einem Infekt ausgegangen werden. Zeigen sich in der Kultur zwei oder mehr verschiedene Keimarten, ist eine Verunreinigung der Probe wahrscheinlich.

Methode der Uringewinnung signifikante Keimzahl

Mittelstrahlurin 105/ ml
Blasenpunktion 102/ ml
Katheterurin 102–103/ ml

Eine Blutuntersuchung kann z. B. bei Fieber sinnvoll sein. Erhöhte Werte des CRP und eine Vermehrung der weißen Blutkörperchen sind ein Zeichen für einen Entzündungsprozess. Die Entnahme einer Blutkultur dient dem Nachweis des Übertritts des Erregers in die Blutbahn, auch kann die Art des Erregers durch die Kultur festgestellt werden. Die Entnahme der Kultur hat vor dem Beginn einer antibiotischen Behandlung zu erfolgen. Ein erhöhter Kreatinin-Wert zeigt eine Funktionsschädigung der Nieren an, die durch einen weit aufgestiegenen Infekt bedingt sein kann. Ist dies der Fall, ist ebenso eine Ultraschalluntersuchung notwendig, um Abflusshindernisse der Harnwege als Ursache auszuschließen.

Behandlung

Vorbeugung

Zur Vorbeugung und auch zur Besserung der Symptome werden weiterhin in der medizinischen Literatur zahlreiche Maßnahmen empfohlen. Eine ausreichende Trinkmenge von rund 2 l pro Tag wird angeraten, falls keine Vorerkrankungen vorliegen, die dagegen sprechen. Außerdem soll der Harndrang nicht unterdrückt werden. Die Blase soll beim Wasserlassen möglichst vollständig entleert werden. Zur Verminderung der Infektionen nach dem Beischlaf wird Wasserlassen direkt danach empfohlen. Verstopfungen stehen im Verdacht, Harnwegsinfekte zu fördern, und sollten deshalb behandelt werden. Außerdem soll die Hygiene im Intimbereich nicht übertrieben werden, da dadurch die normale Keimflora zerstört werden kann. Bei wiederholten Infektionen bei Frauen wird ein Wechsel der Methode der Empfängnisverhütung nahegelegt. Außerdem sollen gefährdete Personen Nässe und Unterkühlung meiden. Die Wirksamkeit dieser Strategien der nicht-medikamentösen Prophylaxe ist allerdings bisher nicht durch valide Studien nachgewiesen worden. Impfungen mit attenuierten Bakterienmischungen werden angeboten, sind in der Wirksamkeit aber nicht abgesichert.

Medizingeschichte

Der römische Arzt Rufus von Ephesos beschrieb im zweiten Jahrhundert nach Christus Blasenentzündungen als meist schnell tödlich. Darüber hinaus behauptete er, Hippokrates wäre im Stande gewesen, Nierenentzündungen durch die Eröffnung der Niere zu heilen.

Literatur

Leitlinien

S3-Leitlinie Harnwegsinfektionen bei erwachsenen Patienten, unkomplizierte bakterielle ambulant erworbene: Epidemiologie, Diagnostik, Therapie und Management der Deutsche Gesellschaft für Urologie (DGU). In: AWMF online (Stand 2010)

M. Grabe et al.: Guidelines on Urological Infections. (PDF; 1,0 MB) European Association of Urology, 2011

S1-Leitlinie Harnwegsinfekt – Bildgebende Diagnostik der Gesellschaft für Pädiatrische Radiologie (GPR). In: AWMF online (Stand 2013)

Weitere Publikationen

M. Gimdt, E. Wandel, H. Köhler: Nephrologie und Hochdruck. In Hendrik Lehnert, Karl Werdan (Hrsg.): Innere Medizin – essentials. 4. Auflage, Thieme, Stuttgart 2006, ISBN 3-13-117294-0.

H. Huland, S. Conrad: Harnwegsinfektion. In: Richard Hautmann, Hartwig Huland: Urologie. 3. Auflage, Springer, Heidelberg 2006, ISBN 3-540-29923-8, S. 134–148.

G. Weiss, H. Pall, M. Dierich: Infektionskrankheiten durch Krankheit und Pilze. In: Wolfgang Gerok et al. (Hrsg.): Die Innere Medizin. Schattauer, Stuttgart 2007, ISBN 3-7945-2222-2, S. 1338f.

Trigeminusneuralgie
. In: Der Internist, Springer, Berlin, Heft Volume 49, 6 / Juni 2008, S. 747–755.

Schmiemann, Guido et al.: Diagnose des Harnwegsinfekts: Eine systematische Übersicht. In: Dtsch Arztebl Int. Nr. 107(21), 2010, S. 361–367 ([2]).

Referenzen:

Mein Bruder Klaus Laemmermann welcher auf Grund von Multiple Sklerose sich das Leben genommen hat. (Arzt Unterlagen)
Volkshochschule Koeln
European Association of Urology
Die Innere Medizin. Schattauer, Stuttgart
Besuche und Untersuchung, feststellungen, Diagnosen und fehlerhafte Diagnosen bei 11 Haus und Fachaerzten in Koeln
Untersuchungsbericht der UNI Klinik Barcelona
Untersuchungergebnisse des NATO Medical Center ISAF Valencia, Spanien
Untersuchungsergebnisse der UNI Klini, Vic, Spanien
Meinen speziellen Dank an: http://www.wikimedica.com und https://wikiapiary.com/wiki/Wikipedia_%28fr%29

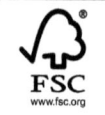